食物营养与药用解读　之二

百果巧食能祛病

BAIGUO QIAOSHI NENG QUBING

主　编　李兴春　杨桂芝

编　者　（以姓氏笔画为序）

王丽茹　李　永　李　铁　李　倩

李泽民　李学梅　李效梅　杨桂芝

吴凌云　张晶晶　姚　楠　梁淑敏

人民軍醫出版社

PEOPLE'S MILITARY MEDICAL PRESS

北　京

图书在版编目（CIP）数据

百果巧食能祛病 / 李兴春，杨桂芝主编．-- 北京：人民军医出版社，2015.12

ISBN 978-7-5091-8722-7

Ⅰ．①百… Ⅱ．①李… ②杨… Ⅲ．①水果－食物疗法 Ⅳ．① R247.1

中国版本图书馆 CIP 数据核字（2015）第 237745 号

策划编辑： 崔晓荣　**文字编辑：** 卢紫晔　石玉英　**责任审读：** 谢秀英

出版发行： 人民军医出版社　**经销：** 新华书店

通信地址： 北京市 100036 信箱 188 分箱　**邮编：** 100036

质量反馈电话：（010）51927290；（010）51927283

邮购电话：（010）51927252

策划编辑电话：（010）51927288

网址： www.pmmp.com.cn

印、装： 京南印刷厂

开本： 850mm×1168mm　1/32

印张： 6　**字数：** 126 千字

版、印次： 2015 年 12 月第 1 版第 1 次印刷

印数： 0001-4500

定价： 22.00 元

内容提要

本书编者收集了众多日常生活中百姓常食用的大众水果，并从其特性、营养价值、保健治病功效、最佳食用时节、适合人群和食疗指导、食用注意事项、常用食疗举例、日常选购及保存方法等做了具体的叙述。本书是广大百姓健康食疗生活的好帮手，适合大众阅读。

医食同宗

——代前言

日常生活中，人们吃食物都是为了补充营养成分，如蛋白质、脂肪、糖类、矿物质、维生素等，以求有效地发挥维持人体生命活动的作用。但是，却忽略了食物有防病治病的特殊功能，其实食物也是药物。

人之所以会生病，大多是因食物食用不当或吃了不该吃的食物，或少吃了应该吃的食物，结果不适宜人体的需要而患了病。“病从口入”就是这个道理。人吃错了食物会患病，而人如果有病吃了对机体有益的食物还可以治病。“医食同宗”就是说食物有药用功效。两千多年前的医学名著《黄帝内经》中就有许多关于食物对人体健康有直接影响的论述，比如“食饮者，热无灼灼，寒无沧沧”。即所饮的食物，其性质不宜过热或过寒，否则就会生病，影响健康。饮食得当，则可以少生病，有病也可以早日恢复。《黄帝内经》中说，“病热少愈，食肉则复，多食则遗”，说明食物有药性。

中医有“医食同宗”的说法，即指许多食物就是中药材，二者之间没有绝对的界限。中医开列的处方中，就有很多人们日常吃的食物，如桂圆、山楂、大枣、大蒜、生姜、牡蛎、银杏、绿豆、赤豆等。这些食物是有明显的药用价值的。患者在吃药治疗的同时，也应该在饮食上加以调整，辅助治疗，以起到事半功倍的治疗效果，否则药效也不佳。有一个健康新格言说：“最好的医生是自己，最好的处方是知识，最好的药物是食物。”

还有一说："药补不如食补"，都是说食物有保健作用。

单就营养价值看，各种食物不完全相同，在人体内的营养功效也有很大区别，所以不可随意食用，必须根据人体需要，根据每个人的健康状况而选择食用、均衡食用。我国古代医学家早就提出了"五谷为养、五畜为益、五果为助、五菜为充"的科学饮食方案。所以无论从摄取营养角度，还是治病保健方面，人们的饮食都必须合理，符合食用者的身体状况，才有利于健康。

世界卫生组织提出的健康生活方式："维多利亚宣言健康四大基石——合理膳食，适当运动，戒烟限酒，心理平衡。"世界卫生组织还指出，组成健康的四大元素中，父母遗传占15%，社会与自然环境占17%，医疗条件占8%，而个人生活方式占60%。显然，个人生活方式起着决定性的作用。个人生活方式中饮食又是最重要的。可见，饮食对人的健康影响之大。"合理膳食"主要体现在饮食营养平衡和其对人的保健及治疗功效上。营养合理可以防病，有病可以通过适当调节饮食起到辅助治疗作用。

《食物营养与药用解读》丛书，分别就蔬菜、水果、肉类、谷类进行了食物营养与药用的分析介绍，目的是要说明饮食不只是简单的充饥，而是要讲究营养价值和防病治病的药用功效。人们日常进食时，必须注意这两个方面的作用，才能真正做到饮食健康，身体健康。本丛书分4本《百菜会吃保健康》《百果巧食能祛病》《选食肉类促健康》《常食杂粮寿康泰》，在编写方法上也一改老方法，主要不是告诉人们怎样做菜做饭（不是菜谱有菜谱，不是食谱有食谱），而是告诉人们怎样根据个人体质选择食物及食用中注意的问题，并注意了知识性、趣味性和可读性。相信读者读了此系列丛书后，会有新的感觉，一定愿意做到科学饮食，保持身体健康。

谷类食物包括米、面及豆类、薯类等，是从古至今多数国人传统食品中的主食。谷类食物供给人体大部分热能以及相当数量的 B 族维生素、矿物质和膳食纤维。现代谷类仍是人们的主要食用食物。以谷物为主食的膳食结构营养并不全面，蛋白质含量低，缺乏赖氨酸、色氨酸和苏氨酸，虽然含有高质量的不饱和脂肪酸、膳食纤维，却缺少维生素 C、维生素 D，以及对人体有益的胡萝卜素。所以，吃饭时应配以副食搭配食用，以求平衡营养。

现在有些人食用谷类食物有偏颇，他们多吃大米、白面，而且喜吃精米、精面。这种吃法营养不平衡，对健康不利。我们提倡谷类食物要搭配吃，吃大米、白面搭配豆类和其他谷类食物，如小米、玉米等，以求达到平衡膳食，合理营养，以利于身体健康。《中国居民膳示指南》提出，食物多样、谷类为主、粗细搭配，建议我国成年人每人每天吃谷类、薯类及杂豆 250 ~ 400 克。

编　者

2015 年 10 月

目录

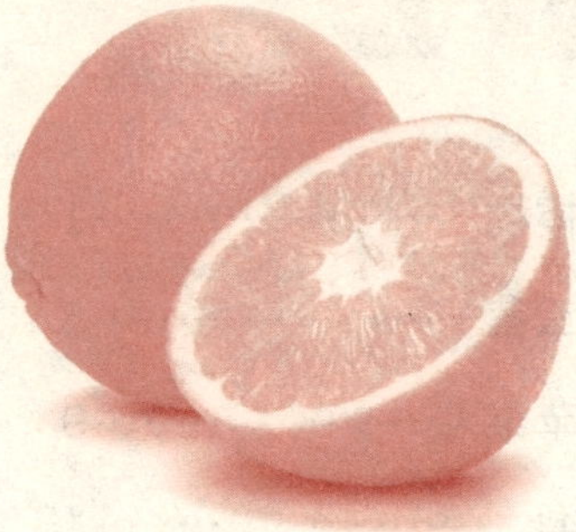

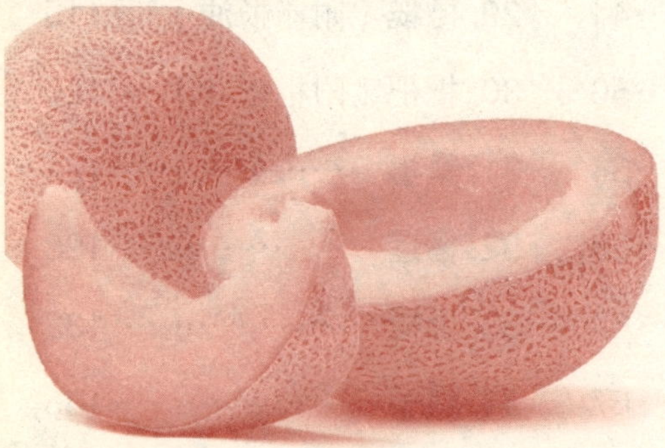

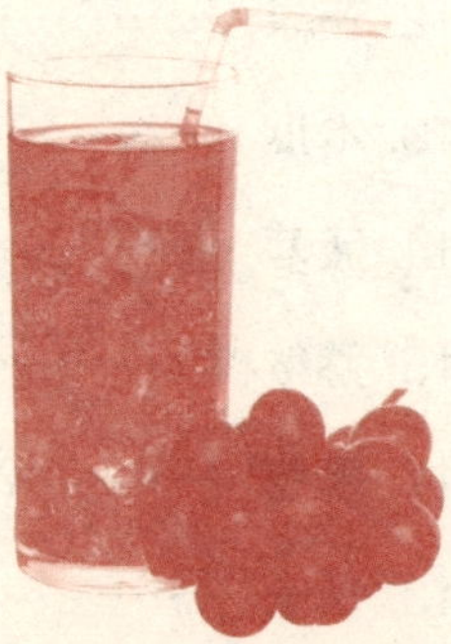

1 樱桃

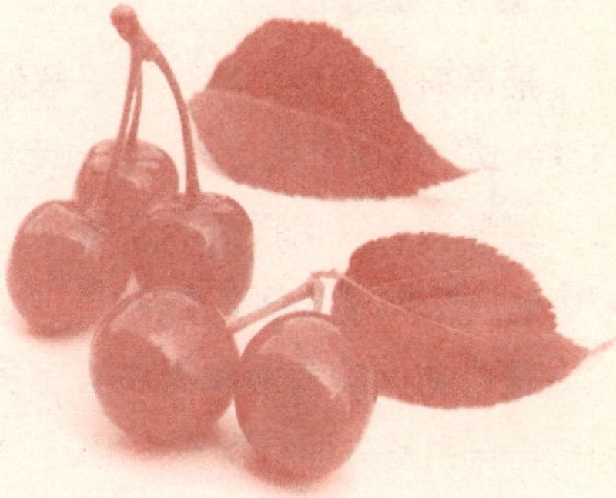

樱桃，别名莺桃、朱樱、朱果、含桃、荆桃、家樱桃等，是上市较早的一种乔木果实，号称“百果第一枝”。樱桃果实虽小如珍珠，但色泽红艳光洁，玲珑如玛瑙石一样，味道甘甜而微酸，既可鲜食，又可腌制或作为其他菜肴食品的点缀，备受人们青睐。

春末夏初，樱桃“先百果而熟”，开始大量上市。它色泽红艳，肉质鲜美，甘甜爽口，营养丰富，被誉为时令的珍品。

【营养价值】

樱桃含有丰富的铁质，是橘子、苹果、梨含铁量的20倍以上。此外，樱桃还含有胡萝卜素、维生素 B_1、维生素 B_2、烟酸、维生素C、柠檬酸、酒石酸、蛋白质、花青素、膳食纤维、果糖、蔗糖、葡萄糖、钙、磷等，营养比较丰富。

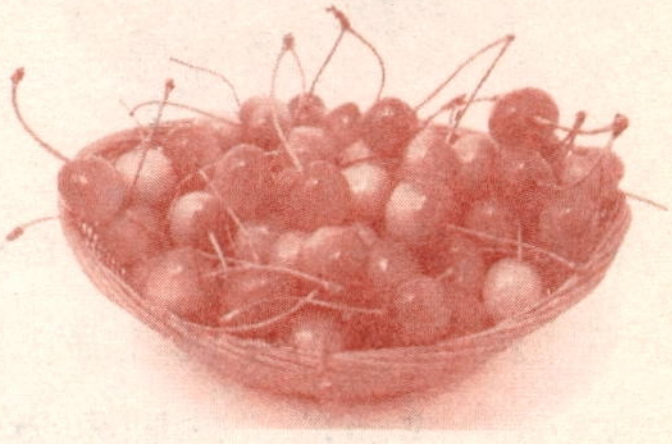

【保健功效】

最新研究发现，樱桃可缓解健身后肌肉疼痛，有加速身体恢复的功效。研究中，一组参试者在长跑前每天喝两次樱桃汁，另一组参试者饮用樱桃味安慰剂。结果发现，喝樱桃汁的参试者运动后肌肉酸痛程度更轻。

樱桃富含花青素和槲皮苷等多种抗氧化剂，它们在抗感染和抗击自由基方面有重要作用。

樱桃富含多种维生素和膳食纤维。其丰富的维生素 A 原和维生素 C 以及膳食纤维，有助于增强机体免疫力，提高整体健康水平。

除热病者外，任何人都可食用樱桃，尤以女性吃樱桃为好。经期的年轻女子吃些樱桃，既能补充经期失去的血液，达到健体的目的，又能使皮肤变得美艳动人。遇麻疹流行的年月，给小孩用樱桃核煎水内服，对预防麻疹有一定的作用。

脾胃虚寒导致的长期消化不良者，可于饭后食用樱桃数个。

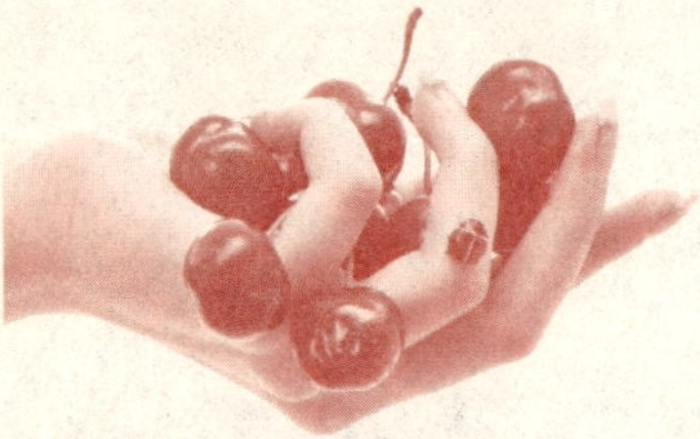

樱桃是春季百果第一枝，人们刚刚度过寒冬，很想吃些鲜果补充维生素和矿物质等营养成分。此时樱桃上市了，深受人们的欢迎。春天是花季，水果品种不多，只有早熟的草莓、樱桃等，因此，“百果未熟我先熟”，这是樱桃的骄傲。中医学认为，樱桃性温，味甜，有调中益脾、调气、活血、滋养肌肤等功能。特别是为补铁佳品。初春吃樱桃正是补铁美容的好时机。

注意事项

樱桃性温而发涩，多食易导致内热，故不宜逾食。凡有热病，如有咽干口渴、口鼻出血、口舌生疮、热咳、便秘、痔病、高血压、发热等症，应少食或忌吃。

健康人吃樱桃也不宜过多，每次以吃 10 颗左右为宜。樱桃含铁多，再加上含有一定量的氰苷，若食用过多会引起铁中毒或氢氧化物中毒。吃樱桃如果有轻度不适，可用甘蔗汁来清热解毒。

吃樱桃可先用清水加少许盐浸泡一会儿，这样能保证果皮表面无残留物。

【巧吃种种】

01 樱桃耳羹

银耳 50 克，樱桃 30 克，桂花适量，冰糖适量。锅中加水，放入冰糖和银耳，上火煮约 10 分钟。待水煮沸后，往锅中加入樱桃、桂花，继续煮沸即可。养颜美容，养血补气。

02 樱桃柠檬饮

樱桃 100 克，柠檬 1 个。将樱桃洗净，去蒂，去核备用。将柠檬洗净，放入榨汁机中榨汁，再加入约 500 毫升的凉开水，搅拌均匀。把去核后的樱桃与柠檬汁用榨汁机搅拌均匀即可。清凉爽口，有改善痛风的功效。

03 樱桃酒

鲜樱桃 500 克，米酒 1000 毫升。樱桃洗净置坛中，加米酒浸泡，密封，每 2 ～ 3 日搅动 1 次，15 ～ 20 天即成。此酒具有祛风胜湿，活血镇痛的功效。适用于风湿腰腿疼痛，屈伸不利及冻疮等病症。

04 樱桃酱

樱桃 1000 克，白砂糖、柠檬汁各适量。选用个大、味酸甜的樱桃，洗净后分别将每个樱桃去皮、去籽，将果肉和砂糖一起放入锅内，上旺火将其煮沸后转中火煮，撇去浮沫涩汁，再煮；煮至黏稠状时，加入柠檬汁，略煮一下，离火，晾凉即成。此酱具有调中益气，生津止渴的功效，适用于风湿腰膝疼痛，四肢麻木不仁，消渴，烦热等病症。

选购及保存

樱桃果皮细嫩，在选购时要选果实大、果蒂新鲜、果实红艳饱满的。不要选破损和色泽晦黯发霉无蒂的。无蒂、干瘪脱水的樱桃，口感不佳，烂坏樱桃会伤及胃肠。

樱桃不易保存，最好买来就洗净吃掉。如果保存可用保鲜袋装盛，放在冰箱冷藏室内，最多保存 4 天。但需注意不要洗过放在冰箱里，以免坏掉。

2 草莓

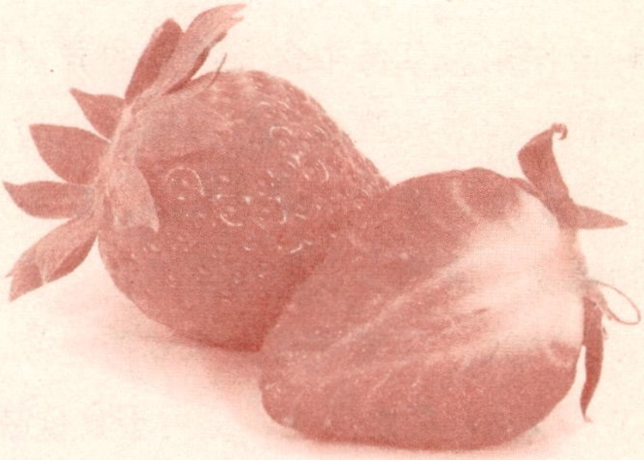

草莓又叫红莓、地莓、洋莓果、风梨草莓等，台湾地区称其为士多啤梨，是蔷薇科草莓属的一种“浆果类水果”，它的外形呈心形，鲜美红嫩，果肉多汁，酸甜可口，香味浓郁，是水果中难得的色、香、味俱佳者，因此常被人们誉为“果中皇后”。草莓在我国大多数地区都有栽培，因而上市时间各异，长江、黄河流域多数于春末上市。原来草莓是一年中最先上市的浆果类果品之一，现代的大棚栽培技术，使之成为一年四季都可吃到的果品。不过还是大地的草莓更鲜嫩味美，受人欢迎。

【营养价值】

草莓含有丰富的维生素 C，此外还含胡萝卜素、维生素 B_1、维生素 B_2、烟酸、果胶、有机酸、果糖、葡萄糖、蛋白质、铁、钙、磷等。其丰富的维生素 C 一向被人称赞。

【保健功效】

草莓清肺化痰、补虚补血、健胃降脂，润肠通便，能促进人体细胞的形成，维持牙、骨骼、血管、肌肉的正常功能和促进伤口愈合，能促使抗体的形成，增强人体抵抗力，并且还有解毒作用。草莓中含有抗癌的异蛋白物质，能阻止致癌物质亚硝胺的合成。草莓含有多种有机酸、果酸和果胶类物质，能分解食物中的脂肪，促进食欲，帮助消化，促进消化液分泌和胃肠蠕动，排除多余的胆固醇和有害重金属。调和脾胃是草莓的突出功效，草莓具有生津养胃之效，饭前食用，可刺激胃液的大量分泌，帮助消化，适用于食欲缺乏，餐后腹胀等病症。

美国把草莓列入十大美容食品。据研究，女性常吃草莓，对皮肤、头发均有保健作用。草莓在德国被誉为“神奇之果”。草莓还可以减肥，因为它含有一种叫天冬氨酸的物质，可以自然而平缓地除去体内的“矿渣”。

中医学认为，草莓性凉味酸，具有润肺生津、清热凉血、健脾解酒等功效，对动脉硬化、高血压病、冠心病、维生素C缺乏病、结肠癌等疾病有辅助疗效。

草莓春季收获。其营养丰富，性凉味甘微酸，有健脾和胃、益气生津、补血凉血、润肠解毒等功效。味道清香宜人，果肉汁多娇嫩，酸甜可口。

草莓中含有胡萝卜素，是合成维生素A的物质，具有明目养肝作用。

女性常吃草莓，还会对皮肤、头发有保健作用。草莓还可以减肥瘦身。应是女性美容瘦身的佳品。

春季水果少，草莓是早到的水果，且有以上保健功效，人们宜适当食用。

注意事项

草莓含有的草酸钙较多,尿路结石患者不宜吃得过多。草莓中含钾较高,肾功能异常、尿毒症、透析患者不宜多食。草莓性凉、入脾，所以脾胃虚寒、大便溏泻者不宜多食。

草莓地面生长，表面粗糙，不易洗净，用淡盐水或洗洁精浸泡 10 分钟，既可以杀菌，又较易洗净。新鲜草莓洗净可直接食用，也可以制成草莓汁、饮料和甜点等。

草莓十分怕水伤，购买回的草莓千万不要先用水洗放着，应即吃即洗。

【巧吃种种】

01 草莓酱饼干

用草莓酱夹在两块饼干之间，再在牛奶中蘸一下即可，边喝牛奶边吃饼干，可作为一道早餐食用，制作简单，营养丰富，是健康美容食品。

02 草莓饮料

榨汁机将新鲜草莓榨成汁放入容器内，再加入少量柠檬汁和饮用水混合制成清凉饮料。该饮料既富含营养又美容美肌肤，尤其适合爱美之人饮用。

03 冰糖草莓

新鲜草莓 100 克，冰糖 30 克。先将草莓洗净捣烂，加凉开水 100 毫升调和并过滤取汁；冰糖捣碎，果汁中加入冰糖，不断搅拌，使冰糖完全融化，分两次饮用。功能润肺止咳，适用于咽干舌燥、干咳无痰等日久不愈的病症。痰湿内盛患者不宜食之。

04 草莓橘瓣饮

鲜草莓 200 克，鲜橘子 100 克。草莓洗净，橘子剥去外皮，并分成橘瓣；共同放入砂锅内，加白糖 100 克，清水 500 毫升，旺火煮沸 3 分钟停火，待温饮用。本饮具有生津和胃的功效，适用于脾胃不和，食欲缺乏等病症。

选购及保存

好的新鲜草莓应该是鲜红色、丰满、中等大小、无污染的，呈匀称的圆形，并带有茎和萼片，有光泽，闻时有浓郁香味，应尽量挑选结实，手感较硬的草莓。未成熟的草莓采收下来就不会再成熟了。太大的果实果味太淡，而小的、畸形的果实可能是苦的。存放果实的容器被染色，则表明果汁已漏出，果实可能已腐烂。

选购草莓时应注意避免选购到激素草莓。一般，中间有空心，形状不规则且个头硕大的草莓就是激素催熟所致。儿童吃了含有激素的草莓，会对身体产生不利的影响。所以应挑选表面光滑，有细小绒毛的草莓购买。

草莓不易保存，应尽量新鲜食用。储存方法：将新鲜草莓放入一个浅的容器内铺成一薄层，然后放进冰箱冷藏保存，这样一般可保存几天。

3 苹果

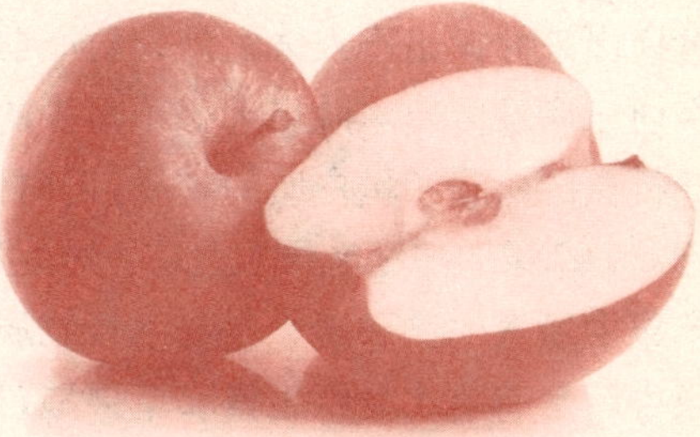

苹果又叫蘋果、滔婆，一种落叶乔木苹果树的果实，酸甜可口，性凉、平，是世界上产量最多的一种水果，也是最大众化的营养丰富的一种水果。苹果主产于淮河以北地区，种类繁多并不断推陈出新，但品质较好的要算辽宁、山东等地产出的红富士、红香蕉和黄香蕉等品种。

苹果营养丰富，是老幼皆宜的水果之一。它的营养价值和医疗价值都很高，被越来越多的人称为“大夫第一药”。

【营养价值】

苹果营养丰富，含有糖类（蔗糖、还原糖）、有机酸、果胶、蛋白质、钙、铬、磷、铁、钾、锌和胡萝卜素、维生素 B、维生素 C 及纤维素，另含苹果酸、酒石酸等营养素，苹果皮含三十蜡烷，被医学界誉为“天然健康圣品”。国外有句俗话叫“每天吃苹果，医生远离我”；我国北方民间也有“饭后吃苹果，老头赛小伙”之说。可见苹果是国内外群众公认的营养丰富保健果品之一。

【保健功效】

苹果富含微量元素钾、锌、镁等。钾可将人体血液中的钠置换出来并排出于人体之外，对心血管有保护作用，因此苹果是高血压病、肾炎水肿患者必不可少的食品。锌是构成与记忆力息息相关的核酸和蛋白质的物质，同时又是性成熟必不可少的物质，因此，苹果有“记忆果”之称，对促进青少年身体发育至关重要。苹果中所含的铁和磷，是易溶性物质，易于被人体消化吸收。苹果中所含有的大量维生素和苹果酸，能使积存于体内的脂肪分解，因此常食苹果可有效地防止体态肥胖。人们还发现，常吃苹果可增加血红蛋白，对贫血患者也有一定的辅助治疗作用。苹果中含有大量的纤维素，可使肠道内胆固醇含量减少，粪便增多，缩短排便时间，减少直肠癌的发生。每日早、晚空腹吃苹果一两个，治大便燥结。每日饭后食苹果 1 个，对消化不良、反胃有效。每日食苹果 3 次，每次 250 克，连续食用，对辅助治疗高血压有效。

苹果有涩肠止泻作用。可治幼儿单纯性消化不良引起的腹泻，口渴等症。

人体养生的规律，也是自然界的定律，到了冬季，万物萧条，新鲜的水果也少，但人体并不会因为冬季到了就不需要维生素和矿物质，所以水果还是要吃的。

冬季可以吃到的水果，部分是一些耐藏的水果，秋季采收后存储起来，到了冬季水果产量少时出售。苹果晚秋采收初冬上市，冬季食用最适宜。而且苹果耐保存，从冬季到春季，都可以吃苹果补充人体维生素和矿物质。

注意事项

苹果可以生吃，也可以与其他食品烹调成佳肴。

苹果中的维生素和果胶等有效成分多含在皮和近皮部分，所以应该把苹果洗干净食用，尽量不要削去表皮。

吃苹果时要记住的是，苹果中含有较多的发酵糖类物质，对牙有较强的腐蚀作用，容易引起龋齿。因此，吃苹果或喝苹果汁之后，一定要漱口，最好要刷牙。

苹果有酸有甜。糖尿病患者宜吃酸苹果；防治心血管病和肥胖症，应选甜苹果吃；治疗便秘时应选熟苹果吃；结肠炎引起的腹泻，宜吃擦成丝的生苹果；睡前吃苹果可以消除口腔内的细菌；治疗咳嗽和嗓哑，宜喝榨成汁的苹果汁；治疗贫血，无论生吃或烧熟了吃，都有益。苹果不宜多吃，多吃会伤脾胃。吃饭前后短时间内不宜立即吃苹果，以免影响正常的进食及消化。苹果没熟也不要吃，因为生苹果含酸较多，对身体不利。做食疗时尽量选择色泽鲜红的为佳。

苹果不宜与海味同食。苹果中含有鞣酸，与海味同食不仅降低海味蛋白质的营养价值，还易发生腹泻、恶心、呕吐等。同样道理，其他含鞣酸多的水果，如草莓、杨梅、柿子、石榴、柠檬、葡萄、酸柚等，都不宜与海味同食。

白细胞减少症、前列腺肥大的患者不宜生食苹果。冠心病、心肌梗死、肾病患者慎食。

【巧吃种种】

01 甘笋苹果汁

甘笋 150 克，苹果 300 克，芫荽茸少量。洗净甘笋、苹果，连皮放入榨汁机中榨取其汁，倒入杯中，再撒入少量芫荽茸即可饮用。该汁具有增智益脑、通利大便的作用。可治疗便秘，促进儿童发育，增强记忆力。

02 苹果泥（汁）

苹果 1000 克（成熟质好者）。将苹果洗 净，去皮、核，捣烂成泥。每日 4 次，每次 100 克，若为 1 岁内婴儿，则将苹

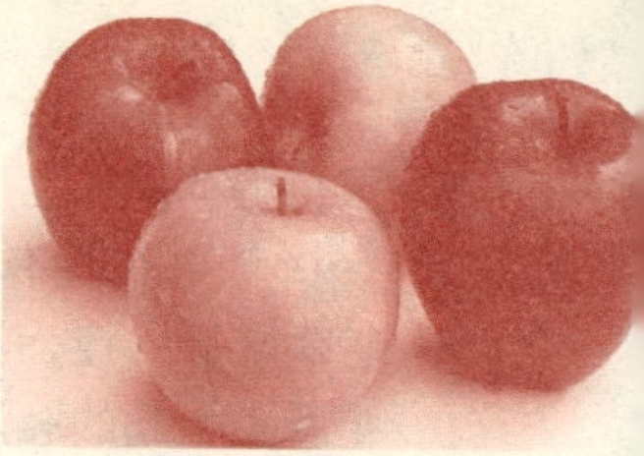

果榨汁，每次服半汤匙。此食品具有止泻的功效，适用于治疗婴儿的轻度腹泻。

03 苹果芹菜汁

苹果400克，芹菜300克，盐、胡椒各适量。将苹果洗净，分别切成条、块状，放入榨汁机中，加适量水，榨汁过滤后，加盐、胡椒调味。常饮此汁具有降低血压、软化血管的作用。适用于高血压、动脉硬化患者饮服。

04 苹果粥

苹果1个，糯米100克。将苹果洗净去皮和核，并切成小片，放入榨汁机中榨汁。糯米淘净放入锅中，加入适量的水后，将苹果汁放入一起煨煮，待粥成即可。润肠退热，治腹泻，肠炎。糖尿病患者可适量吃。

选购及保存

苹果的品种很多，选择新鲜苹果应该结实、个头适中，果皮光泽度好，颜色艳丽，松脆。成熟苹果有一定的香味、质地紧密、易于储存；未成熟的苹果颜色不好，也没有香味，储藏后可能外形皱缩；过熟的苹果在表面轻轻加点压力很容易凹陷。苹果冷冻一段时间后能显示出内部损伤和碰撞伤痕。不规则的棕黄色或棕色伤斑不会严重影响苹果的食用质量。

苹果放在阴凉处可以保鲜7～10天，如果装入塑料袋放入冰箱内，能够保存更长时间。如果有剩余的苹果，可以做成蜜饯或果酱之类的食品，再放入冰箱保存比较方便。

4 梨

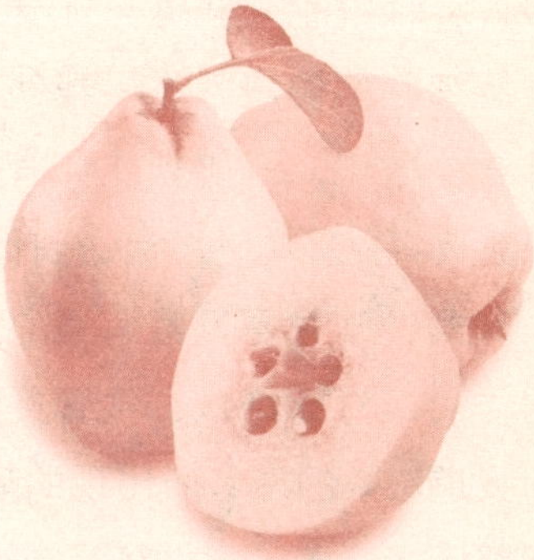

梨又称快果、玉乳、蜜父等，是百果之宗，蔷薇科，属于梨果类。梨含水量高，有“天然矿泉水”之称。其形状、大小、颜色、质地、香味、成熟时间及保存质量均因品种而异，梨香气诱人，酸甜可口，既是佳果，又是良药。

在我国梨的品种很多，有北京京白梨、新疆库尔勒香梨、吉林苹果梨、辽宁南果梨、青海冬果梨、河北鸭梨、山东莱阳梨、浙江蜜梨、安徽砀山梨、四川苍溪梨、贵州大黄梨等。梨和苹果均为我国人民多吃的水果，深受人们欢迎。

【营养价值】

新鲜梨含水量为83%，热量比苹果稍低，现代营养学证实，梨含有苹果酸、柠檬酸、葡萄糖、果糖、蔗糖、蛋白质、膳食纤维、脂类、维生素A、维生素B_1、维生素C、烟酸、钙、磷、铁等营养成分。正常人饭后半小时吃1个生梨，既可补充营养又能解渴，大有裨益。

【保健功效】

梨是令人生机勃勃、精力十足的保健水果。它水分充足，富含各种维生素和微量元素，能维持细胞的健康状态，帮助器官排毒、净化，还能软化血管，促使血液将更多的钙质运送到骨骼。

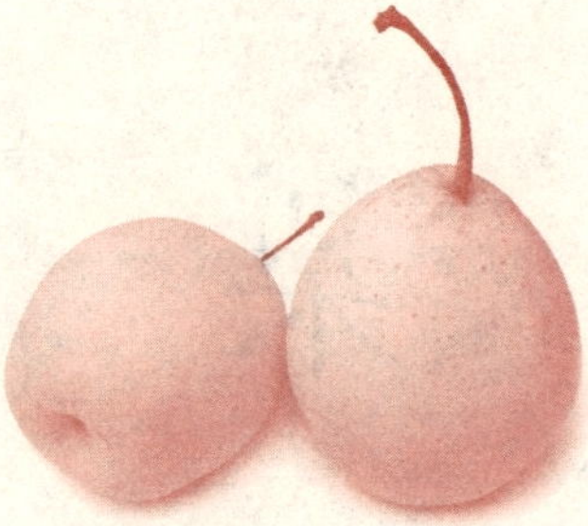

梨性味甘寒，具有清心润肺的作用，对肺结核、气管炎和上呼吸道感染的患者所出现的咽干、咽部痒痛、声哑、痰稠等症皆有益。

梨有降低血压、养阴清热的功效。患高血压、心脏病、肝炎、肝硬化的患者，经常食用大有益处。

梨能促进食欲，帮助消化，并有利尿通便和解热作用，可用于高热时补充水分和营养。

梨可清喉降火，教师、播音员、演员经常食用煮好的熟梨，能增加口中的津液，起到保养嗓子的作用。

秋季气候干燥多风，很容易让人口干鼻燥、外感咳嗽，又是很多梨成熟季节，应多吃些梨。生梨性寒味甘，有润肺止咳，滋阴清热的功效，对人身体有极大的益处。

梨清脆甘甜，被誉为“百果之宗”，又因其水分含量高，所以有“天然矿泉水”之称。梨有养阴清热，生津解渴，清心润肺，利尿通便，降低血压等功效，秋冬气候干燥时，人们容易出现口鼻干燥、咽干少痰，皮肤瘙痒等干燥现象，每天吃1个梨即可有效缓解燥症。

注意事项

梨性寒凉，一次不要吃得过多，否则会引发腹泻，一次吃 1 个即可。

脾胃虚寒者不宜生吃梨，可以把梨切成块煮水食用。生吃梨必须洗净或削皮，以去掉农药。

梨因含糖量高，过食会引起血糖升高，加重胰腺负担，糖尿病患者更应少食。

【巧吃种种】

01 冰糖梨水

将梨洗净切成小块，加适量冰糖和水用小火煮熟即可。梨块和水一起食用最佳。尤适宜秋冬季节多食，止咳生津，老年人冬季宜常食。

02 水果沙拉

将梨、猕猴桃、西瓜块各适量放入容器内加入适量色拉酱(低脂) 拌匀即可。该水果沙拉尤其适宜于患有高血压病、高脂血症、高体重的人食用。

03 白果牛奶梨汤

白果去壳，去衣；白菊花洗净，取花瓣；雪梨洗净，取肉切粒。将白果、菊花、雪梨放入清水煲。煲至白果软熟，加入牛奶煮沸即可。该汤有润容、洁面、除斑的功效，可用于阴亏津枯造成的肌肤干燥、面色无华。

04 五汁饮

梨汁、荸荠汁、鲜苇根汁、麦冬汁、藕汁或用蔗浆，和匀凉服，不甚喜凉者，可炖温饮。用于口渴等症。

选购及保存

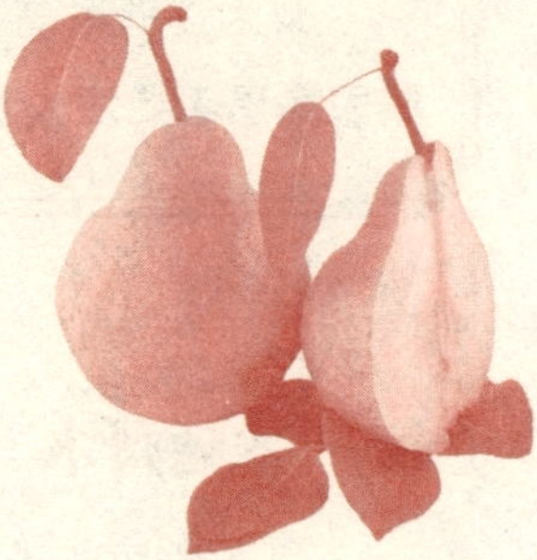

选购梨宜以梨粒完整、表皮光滑、无虫害、无压伤，坚实且要能闻到果香为佳。选购时还要注意果实坚实，但不可太硬，并避免买到皮皱或有斑点的果实。

需要储藏的梨应在采摘后立即冷却到 1℃。有些品种可以储藏过冬。

如果买来的梨是青皮的，在室温下放置几天就会成熟，最好是 3 ~ 4 个梨放在一个纸袋里封口储存，开始变色并能通过手掌压力试验的时候即冷藏。温度适宜可放置过冬。

梨其实只要摆在室内阴凉角落处即可，不宜长时间冷藏。可装在保鲜袋放入冰箱储存，在放入冰箱之前注意不要清洗，否则容易变质腐烂。

另外，不要和苹果、香蕉、木瓜、桃子等易腐烂的水果混放，容易产生乙烯，加快氧化变质。

5 桃

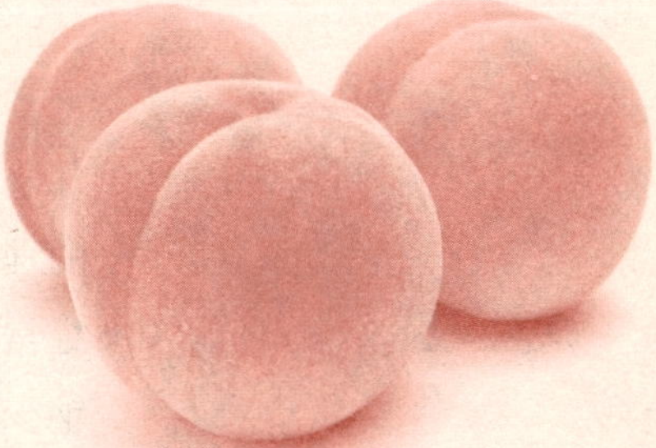

桃又名山桃、佛桃、蟠桃、蜜桃、雪桃、寿桃、仙桃、佛杨桃、甜杨桃等，目前最少有800多个品种，著名的品种有河北深州蜜桃、浙江奉化玉露桃、山东肥城桃、湖北“四月白”、江苏“五月红”、南京“八月寿”、山西“九月蜜”、陕西“十月蜜”以及湖北枣阳的冬桃、油桃和雪桃等。从收获季节来分，湖北的软核蜜桃从4月份就开始上市，最晚的春桃到12月还长在树上；从果实的大小来分，大的单果达500克以上，小的一般只有100克左右；从果皮色泽来分，有青、白、红、黄。

人们总是把桃作为福寿祥瑞的象征，称为“寿桃”“仙桃”“天下第一果”。

【营养价值】

现代营养学发现，桃肉含果糖、葡萄糖、有机酸、挥发油、蛋白质、维生素C、钾、镁、铁、钙及膳食纤维、胡萝卜素等。桃干含水量只有33%，因此大多数营养成分的浓度较高，热量也是如此。新鲜桃子含水量约为89%，热量较低，其热量主要来源于甜味的天然糖，含量较高，而其维生素A含量较低。

【保健功效】

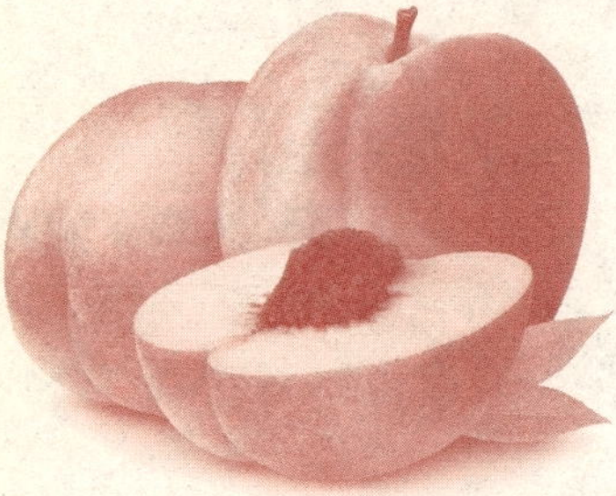

桃中含铁量较高，在水果中几乎居首位，是缺铁性贫血患者的理想辅助食物。桃富含果胶，经常食用可预防便秘。桃含钾多钠少，适合水肿患者食用。

中医学认为，桃味有甜有酸，属温性食物，具有补气养血、养阴生津、止咳杀虫等功效，可用于大病之后气血亏虚、面黄肌瘦、心悸气短者。

未成熟的桃果实干燥后，称为碧桃干，性味苦、温，有敛汗、止血之功效。对阴虚盗汗、咯血的患者有治疗作用。

高血压病患者，每日早、晚吃一个鲜桃，有利于血压平稳。最好选择软一些的桃。

秋季正是机体清理夏日造成的肠道不洁之机，也是桃子收获之时，吃桃子可以清理肠道。

桃子富含纤维素和果胶，有助于促进肠胃蠕动，清理肠道废物，并帮助胆汁分泌，有消积润肠增进食欲的作用。

中医学认为，桃子性温和，能够活血、润肠、生津、养肝、通经络，所以桃子可以强身健体，延年益寿。

注意事项

吃鲜桃去桃毛的方法：第一招：在温水中加入少许食盐，将桃放入水中，用手轻轻搓一搓，桃毛会很快脱落。第二招：在清水中放入少许食用碱，将鲜桃放入浸泡3分钟，搅动几下，桃毛便会自动上浮，清洗几下毛就没有了，非常方便。

未成熟的桃子、烂的桃子不要吃。

多吃桃子容易上火，凡是内热偏盛、易生疮疖的人，胃肠功能不良者及老年人、小孩，均不宜多吃。但是，吃果脯就没有这个弊端。桃子含糖量较高，糖尿病患者应慎食。

【巧吃种种】

01 蜜汁肥桃

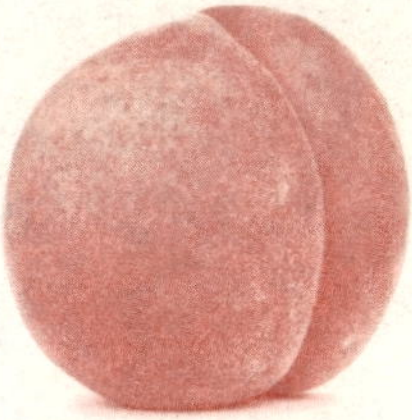

肥桃去皮切成滚刀块，裹匀干面粉，放入六成热油锅中炸透，呈金黄色时捞出。炒锅加油、白糖，中火炒至红色时，加清水、白糖、蜂蜜，微火熬2分钟，然后将桃倒入，再放入桂花酱熬至汁浓时，盛入盘内即成。该菜色泽金黄油亮，甜香爽口。盛夏之季冰镇后食用，沁入心脾。

02 冰糖烧鲜桃

鲜桃3个，削皮，加冰糖30克，隔水炖烂后去核食之，每天1次。适于疲劳、喘咳者食用。

03 糖渍鲜桃

鲜桃去皮，切片，用白糖淹渍，饭后饮汁、食肉，长期食用。

04 蜜桃干片

新鲜桃子30个，蜂蜜80毫升，白糖10克。桃子洗净，剖成两半，去核后晒干；将晒好的桃干放入瓷盆，拌上蜂蜜、白糖，再将瓷盆加盖放入锅内，隔水用中火蒸2小时；蒸好后冷却，装瓶备用。每次饭后食桃干片1～2块，桃蜜半匙，温开水冲淡服食。此桃干具有益肺养心，生津活血，助消化的作用。肺病、心血管病患者食之大有裨益。

选购及保存

新鲜的桃子应该是硬的或稍微有一点软，果皮应是红的或至少是奶油色的，红色不一定是成熟的标志，而是某些品种的特征。挑选外皮颜色分布均匀，无碰伤的。不要挑选顶已经呈现红色，果蒂处还是绿色的桃子。未成熟的桃子应在室温下放置3～4天，待完全成熟后再放入冰箱中。

未成熟的桃子是很硬的，有明显的绿色底色，而且不可能熟透；很软的桃是过熟的。擦伤的桃子有大面积的果肉变色，开始腐烂时出现一个淡棕色的斑点，逐渐扩大范围并变为更深的颜色。

6 杏（附杏仁）

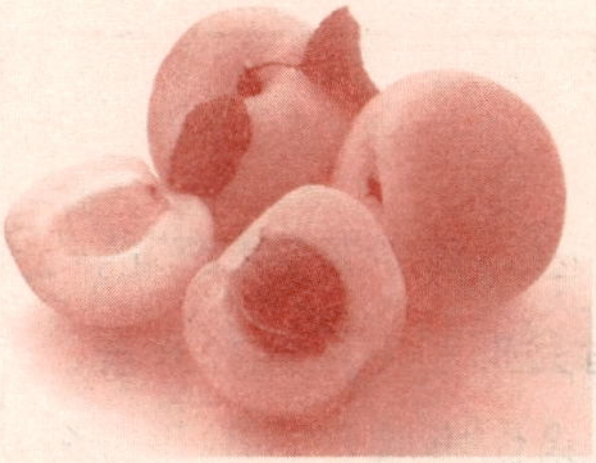

杏又称杏子、杏实和叭达杏、毛桃等，是入夏后第一个上市的鲜果，皮为金黄色，向阳部有红色或斑点，圆形或扁圆形，大小同人的眼睛，果肉暗黄色，香气扑鼻，多汁、酸甜而性温，果肉和杏仁都含有丰富的营养物质。杏的品种多样，一般以又大又甜者为优。宋·叶绍翁《游园不值》写道："春色满园关不住，一枝红杏出墙来。"还有诗写道："知有杏园无路人，马前惆怅满枝红。"写出了杏对人们的诱惑力，皆因是一种营养价值较高的水果。

【营养价值】

鲜杏含水量为85%，含有较低的热量。鲜果中含蛋白质、糖类、钙、磷、铁、钾、镁、锰、锌、胡萝卜素、维生素 B_1、维生素 B_2、维生素 E、维生素 P、维生素 C、烟酸等，另含柠檬酸、苹果酸、儿茶酚、番茄烃、黄酮类、杏仁油及各种氨基酸。

【保健功效】

杏果有良好的医疗作用，在中药中居重要地位，主治风寒肺病，生津止渴，润肺化痰，清热解毒。

杏是维生素 B_{17} 含量最为丰富的果品，而维生素 B_{17} 又是极有效的抗癌物质，并且只对癌细胞有杀灭作用，对正常健康的细胞无任何毒害。未成熟杏中含黄酮类化合物较多，有预防心脏病和减少心肌梗死的作用，因此，常食杏脯、杏干，对心脏病患者有一定好处。

杏在夏季成熟，是人们喜吃的水果，其味甜酸，果肉富含维生素，特别是含胡萝卜素、维生素C较多，还含有钙、磷、铁等矿物质，是夏季人体补充维生素和矿物质的食品。杏含水分较多，还可以为人体补充水分。夏季天热，人体出汗多，会带走水分和矿物质，吃杏可以补充流失的部分营养素。

注意事项

杏虽好吃，但不可食之过多，因为其中苦杏仁苷的代谢产物会导致组织细胞窒息，严重者会抑制中枢神经兴奋，导致呼吸麻痹，甚至死亡。多吃还易伤害脾胃。小儿过多食用易损伤牙。但是，加工成的杏脯、杏干，有害的物质已经挥发或溶解掉，可以放心食用。推荐量每次可食用鲜杏3～5个。

【巧吃种种】

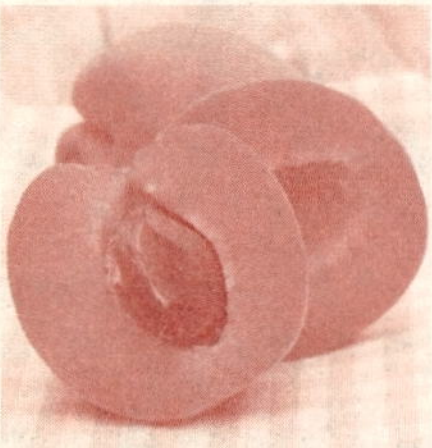

01 甜杏炖猪肺

甜杏15～20克，桑白皮15克，猪肺250克，加清水适量炖服。适用于伤风感冒所致的咳嗽、痰多、气喘。

02 鲜杏膏

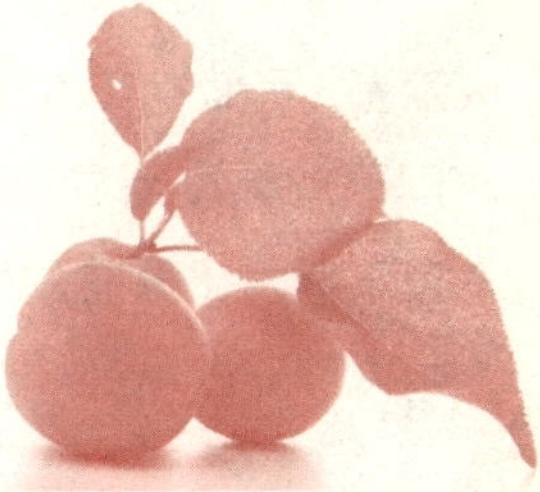

鲜杏洗净去皮、核，捣烂过滤去渣，用文火浓煎至膏状，装瓶密封，1 周后食用。成人每次服 10 毫升，小儿酌减，早、晚各 1 次，连用数日乃至数周。适用于高热口干、结核渐热、咳嗽盗汗。

03 水果沙拉

将鲜杏、番茄、苹果、香蕉块放入容器内，加入适量沙拉酱拌匀即可。多种水果配在一起比任意一种水果更富有营养，更有利于身体健康。

04 杏子大枣汤

杏子、大枣各 5 枚，生姜 3 片。以上三物洗净放入锅中，加清水 200 毫升，先用旺火烧沸，后以小火煎 20 分钟，趁温服食。此汤具有宣肺化痰的功效，适宜于肺寒咳嗽，痰多稀薄的患者食用。

选购及保存

鲜杏外观丰满、多汁、外表光滑，呈黄橙色，成熟的杏表皮稍加压力有点凹陷。颜色暗淡、软乎乎的杏，或硬的浅黄色或黄绿色的杏不能选用，因为外观分别是过熟或不熟的特征。不同品种的杏以果个大，色泽美，味甜汁多，纤维少，核小，有香味，无病虫害者为佳。同一品种则主要取决于成熟度，过生的果实酸味浓，甜味不足；过熟的果实肉质酥软，缺乏水分。

一般应以皮色黄泛红，具有本品种特色的为佳。

因鲜杏易受擦伤和储存期短，所以避免一次购买大量而造成浪费。可储存在冰箱冷藏保存2～3天。杏使用密封容器储存，时间因成熟度而异，建议在食用前一个小时从冰箱取出，以在常温下散发出原有的香味，闻味吃杏都很宜人。

附：杏仁

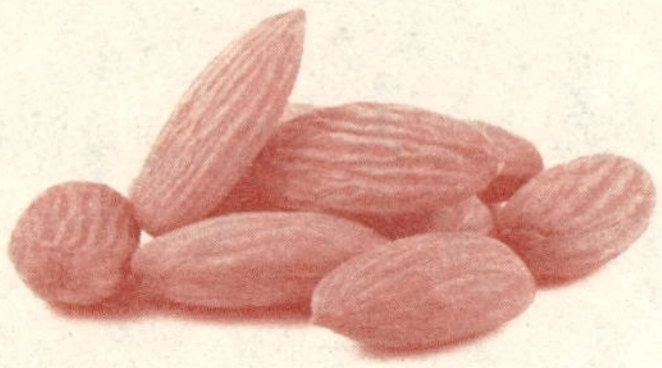

杏肉食用后，现出杏核，剥开杏核，出现杏仁，杏仁也叫杏实、苦杏仁、光杏仁、杏核仁、炒杏仁、尖杏仁、杏仁露，杏仁性温，味微苦，也有的不苦，俗称甜杏仁。杏仁有很高的药用价值，杏仁中含蛋白质、脂肪、糖类、钙、磷、铁，此外，还含有胡萝卜素、抗坏血酸以及苦杏仁苷等。

杏仁具有生津止渴、润肺定喘的功效，常用于肺燥喘咳等患者的保健与治疗。杏仁含有丰富的脂肪油，有降低胆固醇的作用，对防治心血管系统疾病有良好的作用。尤其在干燥的秋季，它可以起到润肺除燥的作用，对口干舌燥、咽喉疼痛等上火症状都可有效缓解。

苦杏仁一般用来入药，并有小毒，不能多吃。苦杏仁能止咳平喘，润肠通便，可治疗肺病、咳嗽等病症。甜杏仁和日常吃的干果大杏仁偏于滋润，有一定的补肺作用。

杏仁还含有丰富的多酚类成分，这种成分不但能降低人体内胆固醇的含量，还能显著降低心脏病和很多慢性病的发病危险。杏仁还有美容功效，能促进皮肤微循环，使皮肤红润而有光泽。杏仁可做成多种食品。

01 杏仁露

杏仁 15 克，花奶 3 汤匙，白糖适量。将杏仁放搅拌机内，加适量水，搅打成汁。倒入锅中，加糖煮沸即可。

02 杏仁炖银耳

杏仁 20 克，雪梨 1 个，银耳 5 克，冰糖适量。杏仁用温水浸泡半小时，银耳浸发，切小块；将雪梨去皮、去核，切块。把所有材料放入炖盅内，加入适量水，用中火隔水炖 1.5 小时即可。

03 杏仁润肠汤

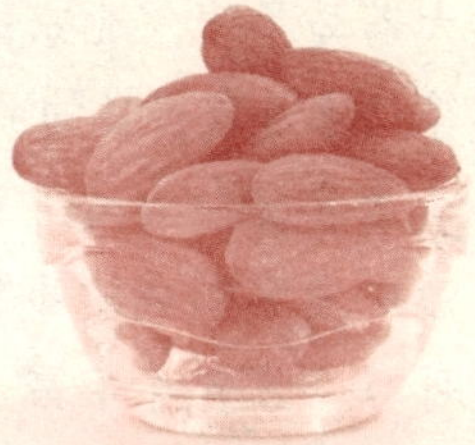

杏仁 20 克，蜜枣（去核）4 颗，猪肺 200 克，盐适量。猪肺洗净，切块，汆水，沥干水分，然后下锅炒干水分。下入杏仁、蜜枣。把汤料放入锅内，加适量清水，用大火烧开，改慢火煲 1.5 小时，调味即可。补益肺气，止咳化痰。适合于天气干燥时或肺气弱、易咳嗽的小儿平时饮用，也可用于肺炎恢复期调补身体。

以色泽棕黄、颗粒匀称、无臭味者为佳。杏仁应密封保存于阴凉、干燥处。

7 大枣

（附酸枣）

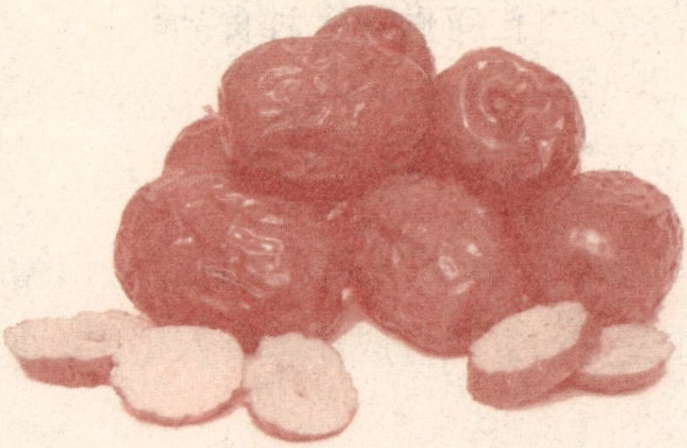

大枣又名红枣、枣子、干枣、枣和大红枣等，是多年生乔木枣树的果实，性寒味甘酸。是古代中国的“五果”桃、李、梅、杏、枣之一。枣子一般在农历七八月开始上市，先是青脆或红嫩鲜枣上市，尔后就是红干枣常年上市，遍及全国各地。

大枣在我国各地均有栽培，以山东、山西、河北、河南等省为主要产区。山东的金丝小枣、无核枣，山西的贡枣，陕西的大荔马牙枣，北京的三大枣，甘肃的敦煌枣及河南的灵宝圆枣等，都是较优良的品种。

大枣除生食外，还可加工成乌枣、红枣、蜜枣、枣酒等。生活中用枣制成的枣粽子、枣泥饼、长寿糕等，风味独特，香甜可口，且营养丰富。如食之有节制，方法得当，男女老幼、胖瘦壮弱者皆可吃大枣，很有强身健体作用。

【营养价值】

鲜枣含有较高的热量，主要来源是所含的糖类。鲜枣含有丰富的膳食纤维、维生素和微量元素。干枣所含的营养物质和热量为鲜枣的2～3倍。

大枣含有丰富的维生素C及优质蛋白质、游离氨基酸、脂肪、苹果酸、酒石酸、皂苷、生物碱、黄酮类物质、果糖、葡萄糖、膳食纤维、胡萝卜素、维生素 B_1、维生素 B_2、烟酸、铁、钙等。

大枣最突出的特点是维生素含量高。临床研究显示：连续吃大枣的患者，健康恢复比单纯吃维生素药快 3 倍以上。因此，大枣有“天然维生素丸”的美誉。

【保健功效】

药理研究，大枣能促进白细胞的生成，降低血清胆固醇，提高血清蛋白的含量，保护肝脏。大枣中还含有抵制癌细胞，甚至可使癌细胞向正常细胞转化的物质。

大枣含黄酮一双葡萄糖苷 A，有镇静催眠和降血压作用。

大枣中含有大量环磷酸腺苷，对人体细胞起着重要的生理调节作用，可强进心肌收缩力，扩张冠状血管，抵制血小板聚集，并有抗过敏作用。

经常食用鲜枣的人很少患胆结石，这是因为鲜枣中丰富的维生素 C 会使体内多余的胆固醇转变为胆汁酸。胆固醇少了，结石形成的概率也就随之减少。

大枣中富含钙和铁，他们对防治骨质疏松和贫血有重要作用。中老年人经常会有骨质疏松，正处在生长发育高峰的青少年和女性容易发生贫血，大枣有十分理想的食疗作用，其效果通常是药物不能比拟的。

大枣含维生素 P，能增强人体细胞的黏着力，提高毛细血管的韧性，降低毛细血管的通透性，具有降血脂、抗过敏、强心、利尿、预防脑出血和延缓衰老等作用。

大枣含维生素 E，有抗氧化、抗衰老等作用。

大枣含有与人参中所含类同的达玛烷型皂苷，具有增强人体耐力和抗疲劳的作用。大枣对女性的美容养颜及更年期的潮热出汗、情绪不稳有调补和控制作用。

寒冷的冬季由于阳气内藏而容易使人出现气血两虚，而平时血虚的人士更会出现手脚冰冷、脸色苍白等症状，大枣味甘性温，归脾、胃经，有补中益气、养血安神、缓和药性的功能，对气血不足、贫血、肺虚咳嗽、神经衰弱、失眠、高血压、败血症等均有裨益。此时宜食用大枣温补气血，以抵御寒冷。

注意事项

枣皮中含有丰富的营养成分，炖汤时去核连皮一起烹调。生吃时，枣皮容易滞留在肠道中而不易排出，因此吃枣时应细细咀嚼。

过多食用大枣会引起胃酸过多和腹胀。

腐烂的大枣在微生物的作用下会产生胃酸和甲醇，人吃了烂枣会出现头晕、视力障碍等中毒反应。糖尿病患者不宜食用大枣。

【巧吃种种】

01 黑木耳大枣汤

将黑木耳、大枣洗净，猪里脊肉洗净切成小块，一起放入压力锅内，加入葱、姜、花椒、盐、鸡精和香油，盖上锅盖，把压力调到肉类档，定时 12 分钟，即可食用。该汤尤适宜贫血、高血压病、心脑血管疾病的人食用。

02 大枣鱼肚

鱼肚、鱼肉切成块，桂圆肉、大枣、核桃仁加水炖至半熟，取出待用。油锅入葱、姜末爆香，入鱼块、鱼肚炒几下，加入米酒去腥，再加入大枣、桂圆肉、核桃仁及调料，烧熟即成。该菜美容养颜，尤适宜爱美之人食用。

03 大枣粥

大枣10枚，粳米100克，冰糖少许。将粳米，大枣淘洗干净，放入锅内，用大火烧沸后，转用文火炖至米烂成粥；将冰糖放入锅内，加少许水熬成冰糖汁，再倒入粥锅内，搅拌均匀即成。或大枣20枚，糯米150克，羊胫骨1～2根敲碎，同煮成粥。每日3次分服，15天为1个疗程。有养血安神之功效。

04 薏苡仁大枣蜜

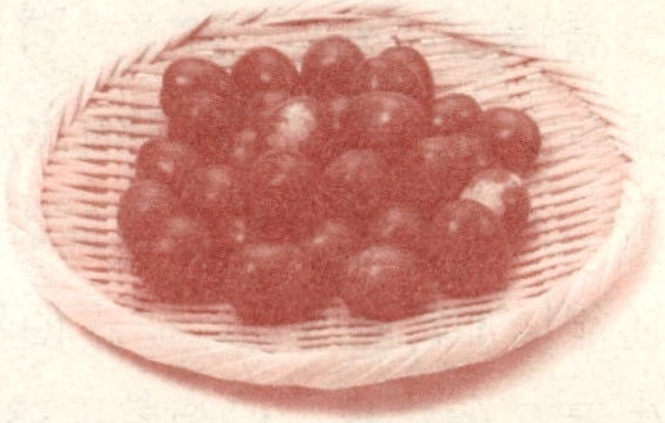

大枣15枚，糯米、生薏苡仁各30克，红糖、蜂蜜各1匙。薏苡仁用冷水洗净，滤干；大枣用温水浸泡片刻，洗净；糯米淘洗干净，与薏苡仁、大枣一起倒入小锅内，加冷水3大碗。用中火烧煮约40分钟，离火。食前加蜜和红糖。此方具有补脾胃，暖五脏，除内湿的作用，是慢性肾炎水肿不甚严重、脾胃虚寒的平稳食疗方。长期食用，还有防癌作用。

选购及保存

鲜大枣应是红润、丰满、坚硬、无损伤，口嚼有脆感。鲜枣不易保存，在阴凉通风处可放置几天。市场上多为晒干大枣。晒干的大枣可存放在室温、干燥、通风的环境内。存放在 -1 ~ 0℃的环境内，只要不反潮，可较长时间保存。

附：酸枣

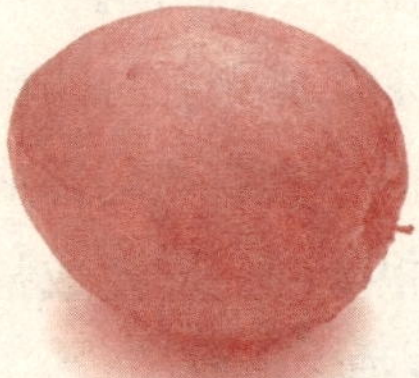

酸枣大部分集中在北方山区，很多都是纯天然的野生产品。

跟普通鲜枣相比，酸枣的膳食纤维及钙、铁、镁、钾等含量比鲜枣高很多（膳食纤维是鲜枣的 6 倍，钙是 20 倍，铁是 6 倍）。鲜枣富含维生素 C，但与酸枣相比就逊色多了，酸枣的维生素 C 含量高达 900 毫克 / 百克，可以称得上是枣中之王。另外，酸枣还有安神、养心、敛汗的作用。

酸枣中的有机酸可促进消化，解腻开胃。另外，适当吃些还能增加胃肠蠕动，防止便秘。每天吃 20 个左右就能满足对维生素 C 的需求。但脾胃虚弱或胃酸分泌过多者每次吃不要超过 10 个，以免引起不适。

8 李子

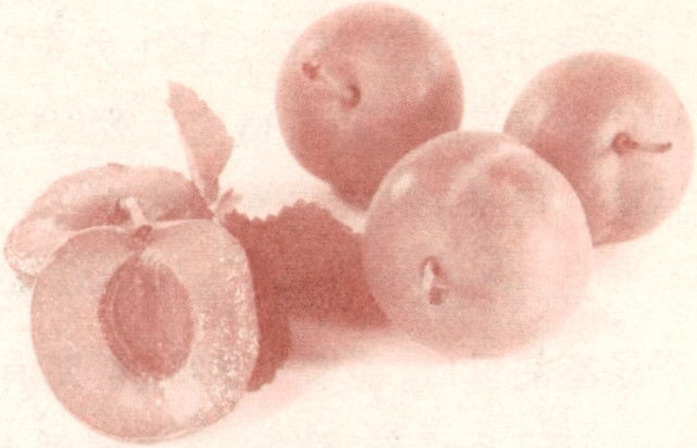

李子又名李实、嘉庆子，是一种落叶乔木李树的果实，性平味酸甜。李子夏季采收上市，果实为圆形，果皮呈紫红、青绿或黄绿色，果肉为绿色或暗黄色，近核部呈紫红色，主产于北方，全国各地皆有生长，主要品种有红美人李、醉李、芙蓉李、胭脂李、蜜李、大红袍李、秋李、朱砂李、鸡心李等。还有广东的山华李，安徽的玉皇李等。不论品种如何，皆以鲜甜无酸苦味为佳，甜中有酸，肉脆多汁，味美可口，往往令人馋涎欲滴。李子饱满圆润、小巧玲珑、味道甘美，既可鲜食，又可腌渍后食用或制成果脯，是一种可作为零食的水果。

【营养价值】

现代营养学发现，李子肉中含有大量的游离氨基酸及蛋白质、脂类、铁、钙、磷、胡萝卜素、维生素 B_1、维生素 B_2、维生素 C、纤维素、糖类等营养成分。

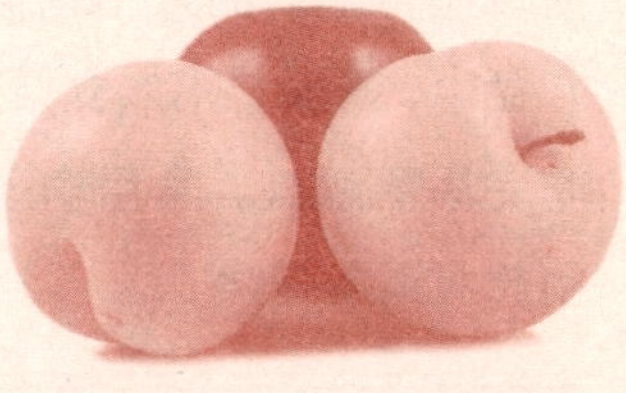

【保健功效】

李子的悦面养容之功十分奇特，可使颜面光洁如玉，实为现代美容养颜不可多得的天然食物。李子酒有“驻色酒”之称，适度食用李子还有乌发的神效。

李子性凉味甘酸，有清肝平热、生津解渴、利小便等功效。李子酸甜可口，能增进食欲、帮助消化、促进肠胃蠕动，预防便秘。

李子所含较多的游离氨基酸有护肝作用，肝硬化腹水的患者吃李子，有辅助治疗作用。

李子酸甜可口，可刺激唾液与胃中消化液的分泌，从而能增进人的食欲。食欲缺乏者，饭后吃几个新鲜李子，可减轻症状。

李子中的维生素 B_{12} 有促进血红蛋白再生的作用，对贫血者大有好处。

李子性凉味甘酸，有清肝平热、生津解渴、利小便等功效。李子酸甜可口，能增进食欲，帮助消化，促进肠蠕动，预防便秘。夏季正是李子成熟时，人们在热夏时，适当吃些李子以清热，促进食欲，防止便秘。

注意事项

李子性寒不可多食，以 4 ~ 8 个为宜。李子含果酸量非常高，过量食用会引起胃痛。中医学认为李子生痰、助湿，所以脾胃虚弱的人不宜食用。吃李子可先将熟李子果放入水盆中，漂浮者不能食用，可能变质有毒。李子味酸，损牙，吃完后要漱口。食用李子后不适宜饮用大量的水，否则会引起腹泻或胃痛。

【巧吃种种】

01 李子米仁汤

李子6枚，米仁30克。上二物共煮食，分2次一日服完。此汤具有养肝泻肝，破瘀利水的功效。适宜于肝硬化腹水者食用。

02 李干蜜酒

李子干400克，蜂蜜100毫升，酒1800毫升。将李子干及蜂蜜共加入酒中，浸泡2～3个月，然后过滤备用，每次服10毫升，1日2次。此酒具有润肠通便的功效，有治肠燥便秘的良效。

03 李蜜饮

李子5枚，蜂蜜25毫升，牛奶100毫升。李子洗净切半，去核，再加蜂蜜、牛奶同入锅，煮沸后饮用。此饮具有清肝益胃，生津润燥的功效。适用于虚劳损伤，消渴，虚劳久咳，便秘等病症。

选购及保存

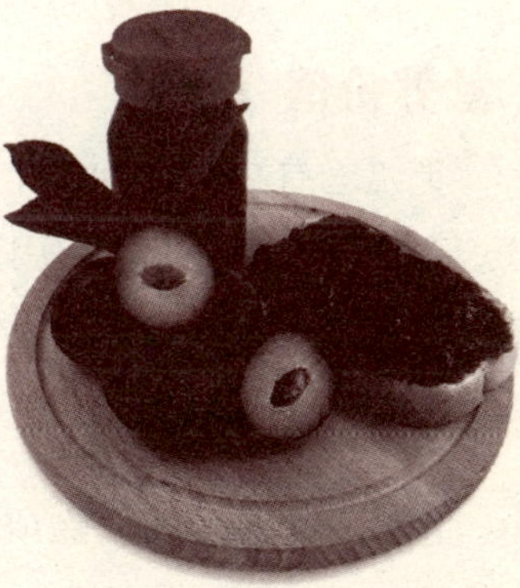

购买李子要挑选熟透者，果饱满，色泽红润，口味甜。青李未熟透，吃后涩嘴，易引起腹泻。

李子不可长时间存放。在阴处只能保存2～3天，在冰箱里冷藏3～5天。

9 西瓜（附西瓜皮）

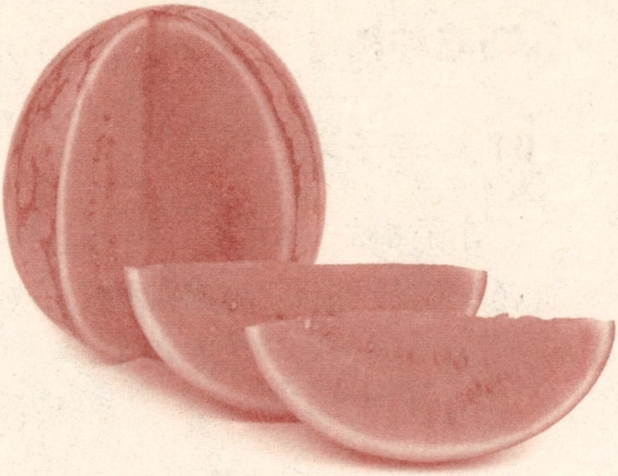

西瓜又叫水瓜、寒瓜、夏瓜，西瓜属葫芦科一年生草本蔓性植物，因是在汉代从西域引入，故称“西瓜”。它味道甘甜，多汁，清爽解渴，是一种富有营养，最纯净，食用最安全的食品。在炎炎的夏日，冰冻的西瓜总会成为人们最佳的消暑果品，称“夏日瓜果之王”。传统的西瓜个大，重量可达5千克以上，但现在个小的“黑美人”越来越受欢迎了，还有黄肉西瓜，也被越来越多的人接受了。西瓜味甜多汁，含丰富的矿物质和维生素，是生津止渴、消热解暑的最佳选择。上市季节分当地品种和外地品种。一般主供夏季市场销售，但华南特别是海南岛可周年产出并畅销各地上市。

【营养价值】

西瓜含有93%的水分，所含热量较低，主要源于天然的糖分。西瓜除不含脂肪和胆固醇外，几乎含有人体所需的各种营养成分，尤其是钾和维生素A原的含量较高。

【保健功效】

西瓜可清热解暑，除烦止渴。西瓜中含有大量的水分，在急性热病发热、口渴汗多、烦躁时，吃上一块又甜又沙、水分充足的西瓜，症状会马上改善。

西瓜在治疗肾炎和降低血压方面有一定的辅助作用，因它含的糖和盐能利尿并消除肾脏炎症；所含的蛋白酶能把不溶性蛋白质转化为可溶性蛋白质，增加肾炎患者的营养，西瓜中的配糖体具有利尿消炎作用。还含有能使血压降低的物质。

吃西瓜后尿量会明显增加，由此可以减少胆色素的含量，并可使大便通畅，对治疗黄疸有一定作用。

新鲜的西瓜汁和鲜嫩的瓜皮可增加皮肤弹性，减少皱纹，增添光泽。因此，西瓜不但有很好的食用价值，还有很经济实用的美容价值。

西瓜夏日收成上市，成为夏季人们的主要水果之一。

在炎炎的夏日，水汪汪的西瓜总会成为我们最佳的消暑果品。西瓜味甜多汁，含丰富的矿物质和维生素，是生津止渴、清热解暑的最佳选择。西瓜对急慢性肾炎、高血压、发热以及水肿均有疗效。西瓜皮也有清凉解热、祛暑利尿的功效，去掉青皮和果肉即可以炒食或凉拌。

夏日吃西瓜，不仅增加体内水分，而且可以爽身，是消暑佳品。

注意事项

肥胖及正常体形者，最宜在上午9时至下午4时吃西瓜，这时阳气充足，气温较高，西瓜在体内容易吸收，且其清热暑及强心利尿作用亦强；在黄昏之后吃西瓜却有碍身体的阴阳调和，机体对西瓜的吸收也较差。每人每天应吃2～3块切开的西瓜。不可多吃，以免造成胃寒、腹泻。瘦长体形、多脏器下垂及低血压的人，吃西瓜时应尽量节制，他们吃西瓜的量应在正常人的50%以下。

一般情况下，饭后吃点西瓜，对身体有利。可是，当饱餐后，却不宜吃西瓜，因为此时吃太多的西瓜，会使胃产生胀气及增加心脏的负担，特别是在吃得过饱的晚餐之后，更不宜吃西瓜。

西瓜毕竟是生冷之物，即使是正常人，亦不应该吃得太多；体型正常，但脾胃虚寒的人，更不能吃太多的西瓜。

西瓜虽好，但有些患者却不能多吃。如糖尿病患者吃多了会加重病情；体虚胃寒者吃多了会出现腹胀、腹泻和食欲缺乏等症状；充血性心力衰竭者和慢性肾病患者，食之过多后由于水分急剧增加，会加重心脏和肾脏的负担。

西瓜是夏令瓜果，冬季不宜多吃。不要吃刚从冰箱里拿出来的西瓜。因西瓜是寒凉食物，再加上刚从冰箱里拿出来温度很低，易引起胃痉挛，影响胃的消化力。

【巧吃种种】

01 冰糖西瓜

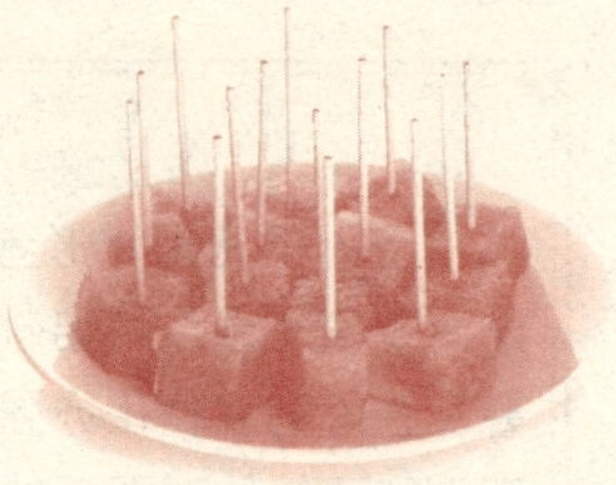

西瓜瓤 1000 克、冰糖 35 克。将西瓜瓤和冰糖一起上锅隔水蒸 1 小时左右，待冷却后即可食用。清热润肺，可用以治疗咳嗽多痰等病症。

02 盐水蘸西瓜

西瓜瓤切块，凉开水加少量盐兑成淡盐水，瓜块蘸着盐水吃。格外清甜又解暑，宜夏日食用。

03 炒酸辣西瓜

西瓜软皮、豆豉、洋葱、尖椒。西瓜挖净瓤，削去硬皮切块，撒上盐腌 30 分钟，沥去水分，再放白醋、白糖腌半天，捞出后加尖椒、豆豉，大火炒几下，撒上洋葱，调味，上盘。韧脆可口，甜酸宜人，有利发汗。

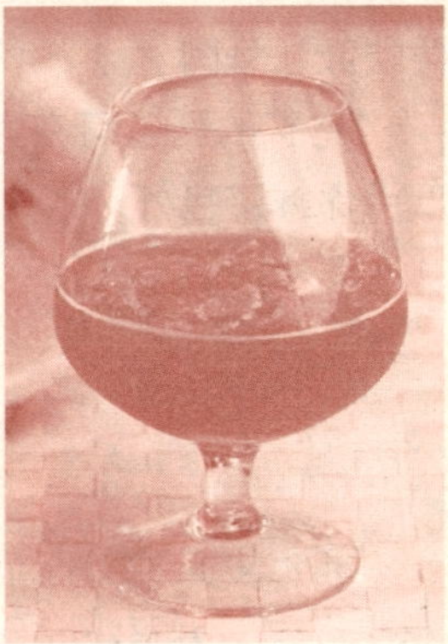

04 榨鲜西瓜汁

西瓜瓤去籽放入家用的榨汁机中榨汁。或将西瓜瓤放入碗内，用勺压碎，再加入一根适合自己口味的雪糕。那种略带奶油味的冰西瓜汁，颜色鲜艳，口感甜润，去暑爽神，更适合小儿食用。

选购及保存

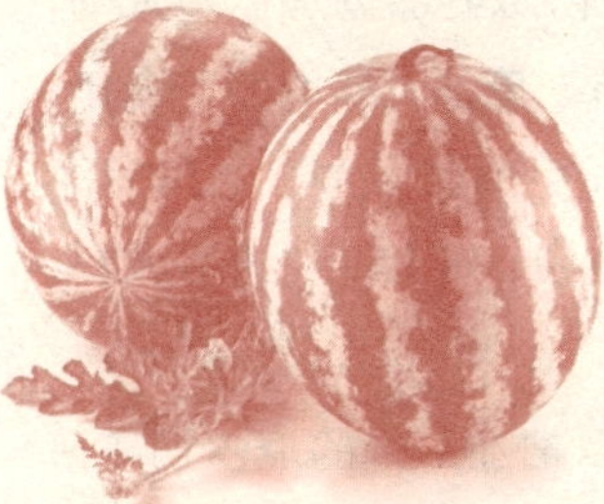

西瓜的形状不一，有圆和椭圆的，还有柱状椭圆的。外皮的颜色从非常浅的绿色至非常深的绿色，并有斑点或条纹。里面可食的瓤的颜色有红、粉红、橘黄、黄等颜色，而红色是最常见的。大部分西瓜都有白色、褐色或黑色的子，但也有无子西瓜。

判断西瓜的质量非常难，最简便的方法就是把西瓜切开看。切开后，好的西瓜肉坚实、多汁、为鲜红色、没有白条纹，子呈黑色或深褐色。质量差的西瓜通常是不熟或过熟。未熟西瓜的瓤呈白色，有白条纹或“白心”；过熟或收获后储存时间过长的西瓜瓤呈干粗粉样，或瓤呈水带样。

成熟的西瓜在未打开时，用手拍西瓜的外皮，发出一种沉闷的声响；从西瓜枯萎的蒂可以判断出西瓜成熟了；成熟的西瓜与地面接触的一面变成淡黄色。

在蔓上成熟的西瓜是最好的，好瓜还有几个外表特征：表面要相对光滑，瓜皮呈轻微暗色（既不闪光也不灰暗），西瓜的两端鼓起且圆。

完整的西瓜可在冰箱内冷藏保存10～20天，切成块的西瓜用保鲜膜包好，放在冰箱里可冷藏保存1～3天。

附：西瓜皮

西瓜皮又称为西瓜翠衣，性味甘寒，能解暑清热，止烦渴，化湿利尿，在气候干燥季节中，对咽喉肿痛、口舌生疮及糖尿病有一定辅助疗效。合理地利用西瓜皮，有益于我们的健康。下面介绍几种西瓜皮的吃法。

凉拌西瓜皮：把去了硬皮的瓜皮切片，放容器内加盐腌片刻，然后挤去水分，加入少量生抽、醋、蒜泥、麻油，拌均即可食用。

西瓜皮干烧肉：炒锅上油，将肉片先煸炒一下，再将挤干水分的瓜皮放入锅中，煸炒，加适量调料，起锅盛盘。

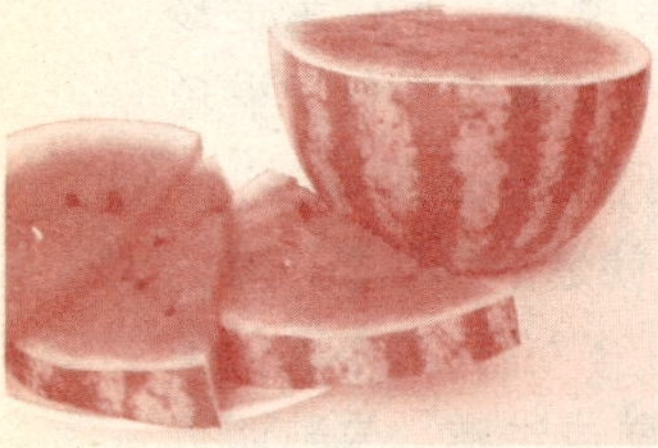

另外，还可以把加工好的瓜皮切成薄片，放在太阳下曝晒，让其迅速失去水分，变成瓜皮干。将晒好的瓜皮干保存起来，等到冬季雪花漫天的时候，拿出来做菜吃。

10

甜瓜

（附哈密瓜）

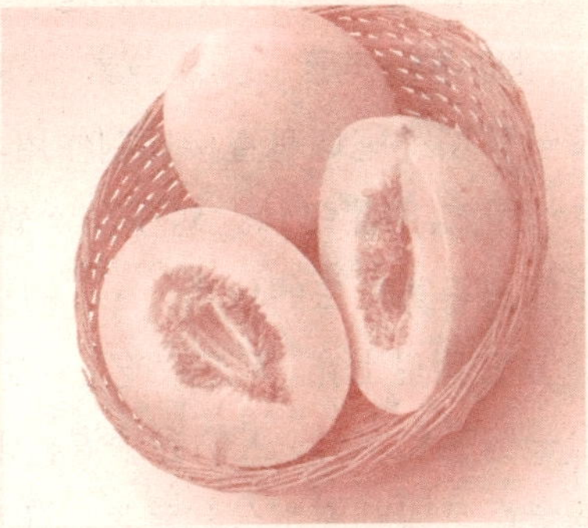

甜瓜，又名香瓜、果瓜、甘瓜、黄金瓜、地黄瓜，系葫芦科一年生蔓生草本一种，其果实性寒味甘。甜瓜的种类很多，果形各异，有球形、卵形、椭圆形或扁圆形；皮色有黄、白、绿、杂、条纹、斑纹等；果肉有绿、白、红、橙黄等色；肉质有嫩而香、甜或淡的，也有绵软而香、甜或淡的，一般以清香且又甘脆者为优。

【营养价值】

因甜瓜的品种、产地差异很大，所以其营养成分也大不相同，一般每100克果肉含水分90克以上，还含有糖类、维生素C、蛋白质、脂肪、钙、磷、铁、维生素A原（胡萝卜素）、维生素B_1、维生素B_2、烟酸、柠檬酸以及球蛋白等。

【保健功效】

甜瓜含有可以将不溶性蛋白质转变成可溶性蛋白质的转化酶，促进肾脏吸收，有强肾功能，并能帮助肾脏患者吸收营养，对肾病患者有益。

甜瓜含有大量糖类及柠檬酸、胡萝卜素和B族维生素、维生素 C 等，且水分充沛，可消暑热、解烦渴。

甜瓜中葫芦素、异葫芦素 B 葡萄糖苷等物质，对人类鼻咽癌及子宫癌细胞均有直接抑制作用。

儿童饮用甜瓜汁，对于防治软骨病有一定作用。甜瓜子有驱杀蛔虫等寄生虫的作用。

夏日甜瓜上市，可连续吃2～3个月。夏天天热，人们出汗多，带出一些钙和水分，人们会烦渴，身体也会缺乏营养。甜瓜性寒，营养全面可以补充水分和营养，还可以防治疾病。

注意事项

甜瓜直接生长在地面上，容易携带细菌、虫卵和泥土，吃时又多为连皮带肉一起吃。所以，吃甜瓜洗净最为重要。甜瓜不宜多吃，每次吃半个顶多一个即可。否则易引起消化不良或腹痛、腹泻，还会损齿伤筋。

甜瓜性味甘寒，凡脾胃虚寒、腹胀、腹泻便溏者忌食。出血及体虚者不可食瓜蒂。不宜与田螺、螃蟹、油饼等同食。

糖尿病患者，身体虚寒者最好不要食用甜瓜。

甜瓜除了生用嚼食外，也可以打成果汁、制果酱、制罐头等，未熟果实可用来烹调各种菜肴。

【巧吃种种】

01 拔丝香瓜

香瓜 500 克，白糖 150 克，干淀粉 100 克，熟猪油 250 毫升。先将香瓜洗净，削去外皮，除去瓜瓤，用刀将瓤肉切成长条，蘸上干淀粉，备用；将锅放火上，加入熟猪油并烧至八成热，下入香瓜条，待之炸成金黄色时，捞出沥油；原锅置火上，留少许底油，加入少量清水、白糖，炒至浅黄色能拔出丝时，投入已炸好的瓜条，离火，颠翻均匀，撒上青红丝、芝麻，装入已抹上一层麻油的盘内，蘸凉开水食用。治疗暑热伤津，烦热口渴，小便短赤及暑热痢疾等症。

02 甜瓜苹果

甜瓜、苹果各250克，胡萝卜150克。先将甜瓜洗净，削去皮，除去瓜瓤，备用；将苹果洗净，削皮去核；胡萝卜洗净去皮；上三味切碎，绞汁过滤，分两次饮服，连服尤佳。此食具有润肺健脾，护肤美容的功效，适用于治疗粉刺，面部色斑等病症。

03 哈密瓜蒸嫩蛋

鲜牛奶250克，蛋清4个，哈密瓜80克，盐、白糖各适量。将哈密瓜去皮，去子，切成小片。将蛋清放入碗中轻轻打散，再加入鲜牛奶、盐、白醋拌匀。在蛋清牛奶中放入约2/3的哈密瓜片，入笼，用小火蒸至刚熟时，取出。将剩余的1/3哈密瓜片撒在蒸好的哈密瓜上，即可。清热润肠、美颜。

04 哈密瓜百合汤

哈密瓜半个，瘦肉500克，百合50克，陈皮2小块，盐适量。将哈密瓜去皮，去子，切块。瘦肉洗净，切块沥干，备用。将陈皮浸软，百合冲洗干净，备用。锅内放入适量清水，放入哈密瓜块、瘦肉块、陈皮和百合，用大火煲约30分钟，之后转文火煲约2个小时，加盐调味，即可食用。具有润肺止咳，清心安神，养阴益气，化痰止咳，驱寒消滞等功效，对治疗胃病、高胆固醇病症有一定疗效。

05 哈密瓜熘鸡片

鸡脯肉100克，哈密瓜100克，仔姜50克，盐、料酒、味精、白糖、蛋清、淀粉、色拉油各适量。鸡脯肉切成薄片，用盐和料酒腌渍入味，之后与蛋清淀粉拌匀。将哈密瓜去皮，去子，切成片。仔姜洗鏮，切薄片，与白糖、白醋放入同一容器中，拌匀。炒锅加热，入油，烧至四成热时放入鸡脯肉滑炒至熟。把腌好的仔姜倒入锅中，略炒，加入盐、白糖、味精等，再放哈密瓜片翻炒均匀，即可装盘。健脾开胃。

选购及保存

甜瓜可分为薄皮甜瓜与厚皮甜瓜两大类型。一般喜吃薄皮的，口感好，肉多。

挑瓜时用手摸一摸，如果瓜身坚实微软，说明成熟度比较适中。甜瓜属后熟果类，未洗、未切开的甜瓜可以储存一段时间，建议在阴凉通风处保存。如果洗过后，则保存期限大大缩短，切开后最好吃完，如实在吃不完，可在冰箱放1天左右。

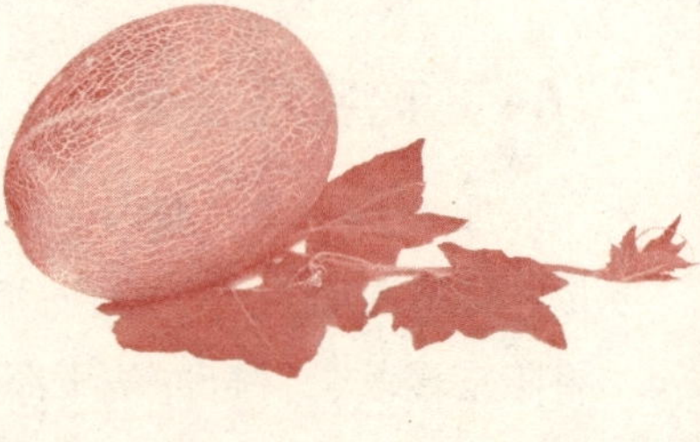

附：哈密瓜

哈密瓜是甜瓜的一个重要品种，原指产于新疆哈密的甜瓜，现已广泛种植，全国市场上均有销售，但仍以南疆师县、哈密、吐鲁番、石河子等地出产的品质佳。

哈密瓜品种有一百八十种之多，不同品种形态各异，风味独特，有的带奶油味，有的含柠檬香，但都味道甜脆多汁、肉厚细腻，清香爽口，有“瓜中之王”的美称。

每年 5 月开始，就有哈密瓜上市，它有清凉消暑，除烦热，生津止渴的作用，是夏季解暑的佳品。人在夏季出汗多，容易口渴和感到疲倦、烦躁，食用哈密瓜可使不适症状得到改善。

中医学认为，哈密瓜性质偏寒，具有疗饥、利便、益气、清肺热止咳的功效，适宜于肾病、胃病、咳嗽痰喘、贫血和便秘患者。

哈密瓜能够提供人体每天维生素 A 及其维生素 C 的需要，而且提供其他矿物质，如钾及叶酸。食用哈密瓜对人体造血功能有显著的促进作用，可以用来作为贫血的食疗之品。

研究发现，哈密瓜的蒂含苦毒素，具有催吐的作用，能刺激胃壁的黏膜引起呕吐，适量的内服可急救食物中毒，而不会被胃肠吸收，是一种很好的催吐剂。

哈密瓜含糖较高，糖尿病患者慎食，肥胖者不宜多食。

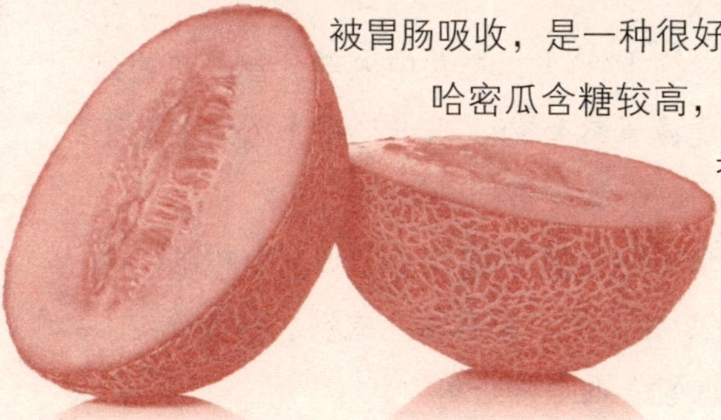

11 葡萄

（附葡萄酒）

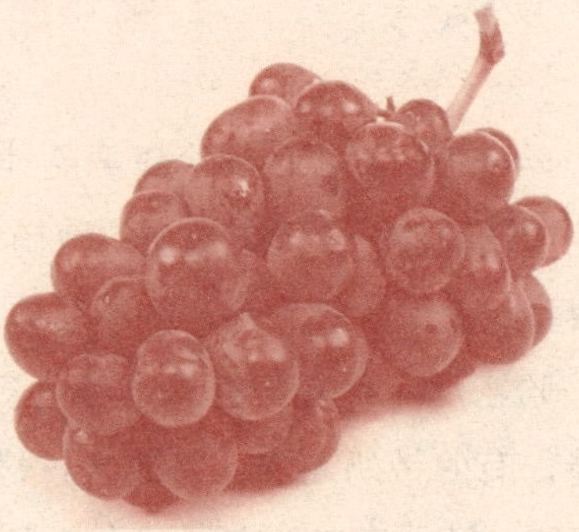

葡萄，又称蒲桃、草龙珠和山葫芦等，是一种落叶藤本植物的果实。其形体为圆形或椭圆形，成熟后为紫色或黄绿色，味酸甜，性平和，多汁，大者似乒乓球，小者如珍珠。我国有500余种葡萄，质量最好的是“巨峰”等大个葡萄、北京玫瑰香葡萄、宣化牛奶葡萄、河北玫瑰香葡萄、山东龙眼葡萄等优良品种。从颜色看，有红葡萄、白葡萄、白牛奶葡萄、玫瑰葡萄、绿葡萄、新疆无核葡萄。葡萄色美、气香，味可口，是果中佳品，而且果实籽、叶皆可入药，全身都是宝。葡萄被人们视为珍果，被列为世界四大水果之首。

【营养价值】

葡萄含水量较高（约80%），热量较高，主要来源于葡萄中有甜味的糖类。

葡萄干含水量较低（约17%），葡萄中大部分营养在葡萄干中被浓缩，每100克葡萄干具有289千卡热量（因为葡萄干中含糖量高达77%），另外还含丰富的铁和钾。

现代营养学发现，葡萄含丰富的铁及磷、钙、有机酸、果胶、卵磷脂、游离氨基酸、蛋白质、葡萄糖、果糖、膳食纤维、胡萝卜素、维生素B_1、烟酸、维生素C等。

【保健功效】

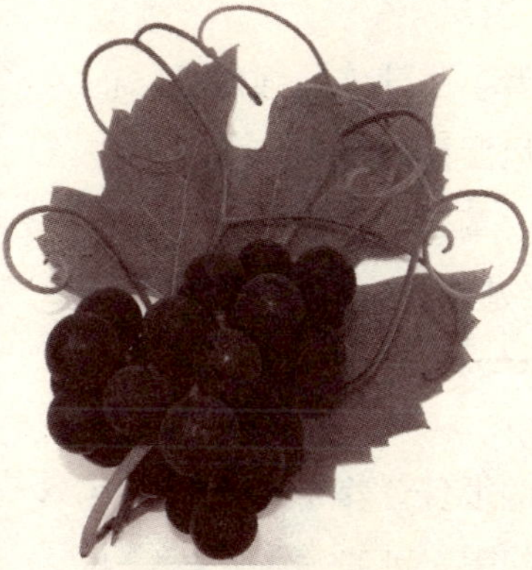

葡萄含铁和钙量丰富，是儿童、女性及体弱贫血者的滋补佳品，可补血气、暖肾，治疗贫血、血小板减少，对神经衰弱和过度疲劳有较好的补益作用。

葡萄性平味甘，能滋肝肾，生津液、强筋骨，有补益气血、通利小便的作用，可用于脾虚气弱、气短乏力、水肿、小便不利等病症的辅助治疗。

葡萄能比阿司匹林更好地阻止血栓形成，并且能降低人体血清胆固醇水平，降低血小板的凝聚力，对预防心脑血管病有一定作用。

葡萄中含的类黄酮是一种强力抗氧化剂，可抗衰老，并可清除体内自由基。葡萄中含有一种抗癌微量元素，可以防止健康细胞癌变，并能防止癌细胞扩散。

葡萄含天然聚合苯酚，能与细菌及病毒中的蛋白质结合，使之失去传染疾病能力，对于脊髓灰质病毒及其他一些病毒有良好杀灭作用，而使人体产生抗体。

葡萄中含有大量酒石酸，有帮助消化的作用，适当多吃些葡萄能健脾胃，对人体大有裨益。葡萄干药用可治疗食欲缺乏，方法是每次 9 克，饭前嚼服，每日 3 次。

葡萄干以青绿色、无核品为佳，可供生食，亦可作为月饼、糯米饭等饮食的配料使用。因葡萄干含糖、铁量较高，所以适合儿童、女性及体弱贫血者作为补品食用。

葡萄秋季成熟，其含热量很高，所含营养成分可被人体直接吸收，对人体新陈代谢等一系列活动，可起到良好作用，这对人进入冬季保养有利。

中医学认为，葡萄补气血，益肝肾，生津液，强筋骨，止咳除烦，主治气血虚弱、肺虚咳嗽、风湿痹痛等症，这对人在秋冬季防病有益。《神农本草经》载，葡萄“益气信力强志，令人肥健，耐饥忍风寒，久食轻身不老延年。”

注意事项

吃葡萄不吐葡萄皮，因为葡萄的很多营养成分都存在于皮中，葡萄汁的功能和葡萄皮比起来，可谓逊之千里！因此，“吃葡萄不吐葡萄皮”是有一定道理的。但要注意洗净，用清水泡 5 分钟，再逐个洗净，防止农药污染。

吃葡萄后不能立刻喝水，否则很容易发生腹泻。

葡萄不宜与水产品同时食用，间隔至少两个小时以后再食为宜，以免葡萄中的鞣酸与水产品中的钙质形成难以吸收的物质，影响健康。

由于葡萄的含糖量很高，所以肥胖症、糖尿病患者应慎食或不食。

葡萄味甘酸，胃酸过多，胃肠虚者不宜多食葡萄。扁桃腺发炎、牙周炎、高血压病、痔病严重者均不宜多食葡萄，以免症状加剧。

新鲜葡萄可直接食用，可制成罐头、果汁、果酱和果冻，还可酿成葡萄酒。把葡萄制成葡萄干后，糖和铁的含量会相对较高，是女性、儿童和体弱贫血者的滋补佳品。

【巧吃种种】

01 葡萄蜜汁饮

葡萄取汁，调以蜜饮。用于烦渴。

02 葡萄汁饮

葡萄取汁，用于咳嗽；也可用于安胎。

03 葡萄藕汁饮

葡萄汁、藕汁，调以蜜饮。用于热淋。

04 葡萄甘蔗汁

葡萄 200 克、甘蔗 1 根，将葡萄洗净，甘蔗榨汁，将葡萄放入搅拌机，倒入甘蔗汁一起搅碎即可。缓解口干嘶哑等症状。

05 酒酿葡萄羹

葡萄、江米酒、白糖各 500 克，樱桃、桂花、芝麻各少许，湿淀粉适量，江米酒 1000 毫升。将葡萄洗净切开，剔去皮面，与白糖、桂花、芝麻一起放入碗中，洒少许清水，搓匀，在案板上拍实，切成小方丁为元宵馅，风干待用；锅放火上加清水煮沸，加入白糖，用勺搅匀，待烧开后撇去浮沫，投入葡萄，用湿淀粉勾成流芡，再加入江米酒稍煮；另取锅放火上，放适量清水煮沸，下元宵煮熟，然后捞出元宵，放入盛有流芡的锅内，撒上樱桃，待元宵、葡萄、樱桃均浮在面上时，出锅装入汤碗即成。此羹具有补益肺脾，养血安胎的功效，适用于脾虚久泻，饮食减少，脾虚自汗，妊娠胎动不安等病症。无病者食之能强身健体。

选购及保存

应挑选那些颜色好、果实坚实地附在柔韧的绿色茎上、果皮无皱纹的葡萄。优质的葡萄串不应有流水的葡萄珠。另外，理想的葡萄还应显示其品种本来的颜色，绿色的葡萄品种呈黄绿色时最甜、口味最佳；红色的葡萄品种则要看葡萄串上大部分葡萄呈红色就可以了；而蓝黑色的品种则以深色为好。

鲜葡萄买来后应在冰箱中（4℃左右）储存，几天内仍可保持新鲜。食用之前，在缓水喷雾下冲葡萄串，然后轻轻抖动，滴去水珠。新鲜食用的葡萄最好轻微冷冻一下，吃起来既新鲜又松脆。

附：葡萄酒

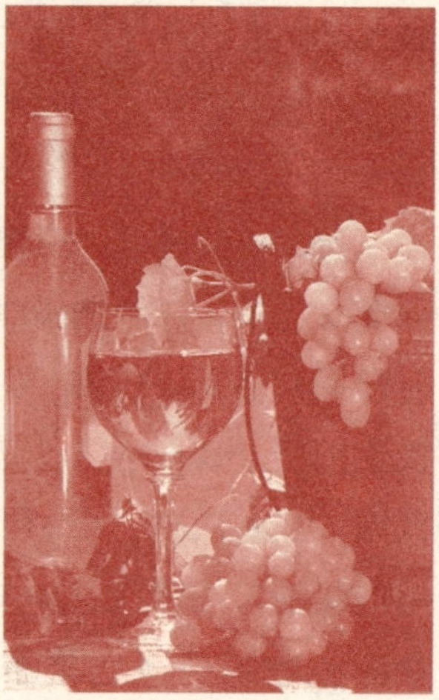

葡萄酒是葡萄发酵酿制而成的，是一种酒精含量在 8% ~ 20%，味道甘甜醇美，营养丰富，并能防治多种疾病的高雅饮料。近年来，葡萄酒也成为我国居民餐桌上、庆典时必不可少的酒水。

葡萄酒含糖量为 0.5% ~ 20%，绝大部分是葡萄糖和果糖，蔗糖含量很少，都能直接被人体吸收。

葡萄酒中的酒精是酵母将葡萄里所含的糖分分解转化而成的，一般含量较少。

葡萄酒中含量最多的成分是水，葡萄酒中的水来自葡萄本体，是生物纯水。葡萄酒含丰富的微量元素和维生素。

葡萄酒中的酚类物质和奥立多元素与维生素及胡萝卜素一样，具有抗氧化的作用，可以防止动脉硬化和血小板凝结，保护并维持心脑血管系统的正常生理功能，起到保护心脏、防止中风的作用。中老年人适量饮用葡萄酒有益。

葡萄酒对女性可起到养气活血、养颜美容的作用，使其皮肤变得富有弹性。

购买葡萄酒要看葡萄酒的标签标注内容是否齐全、准确，包括产品名称、配料表、净含量，纯汁含量、酒精度、糖度、厂名、厂址、生产日期、保质期、产品标准代号等。

举杯平视，轻摇酒杯，使酒在杯中慢慢旋转，即可观察酒体的颜色和透明度。瓶底的少许沉淀是正常的结晶体，但酒质变坏时颜色有浑浊感，继续摇晃酒杯，使香气挥发，细心感受香气的类型和细微差别，区别不同品种的香味特征，如果葡萄酒有呛人的气味，就说明已经变质了。饮少量酒入口，第一口经过喉头时，正常的葡萄酒是平顺的，问题酒则有刺激感。

葡萄酒应该储藏在阴暗避光处，防止阳光直射，霓虹灯和白色灯光也应避免。

12 芒果

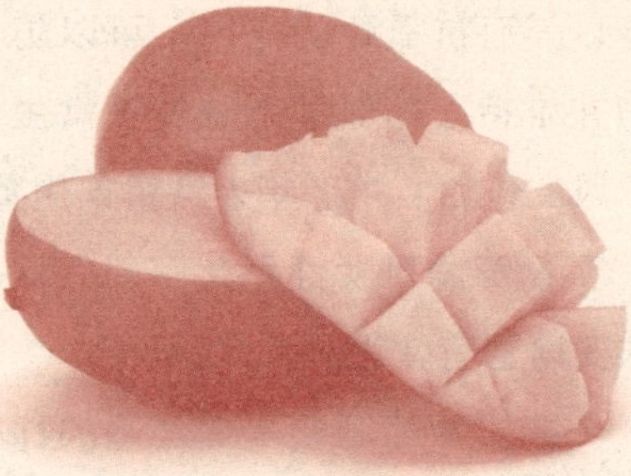

芒果又名檬果，是漆树科芒果属的一种热带常青树产的果实，其外形有的为鸡蛋形，也有的为圆形、肾形和心形，果皮有多种颜色，浅绿色、黄色、深红色；果肉为黄色，有纤维，味道酸甜不一，有香气，汁水多而果核大。芒果集热带水果精华于一身，被誉为“热带水果之王”。芒果是热带水果，香甜味美，果肉细腻软滑。芒果的品种很多，如海南芒果、鸡蛋芒、吕宋芒、象牙芒等。

【营养价值】

生芒果的含水量较高（约为82%），每100克含有66千卡热量，未成熟的果子含有淀粉，成熟时转为糖。芒果还含有蛋白质、芒果酮酸、胡萝卜素及多种维生素等营养成分，其中胡萝卜素和维生素C的含量最高。同时，芒果还含有钙、磷、铁等人体所必需的无机元素。

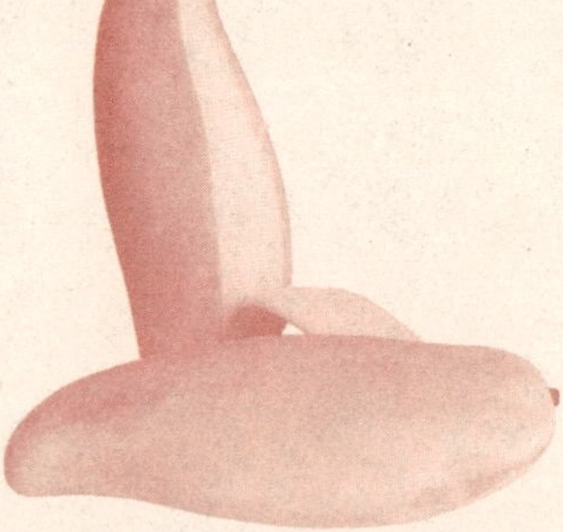

【保健功效】

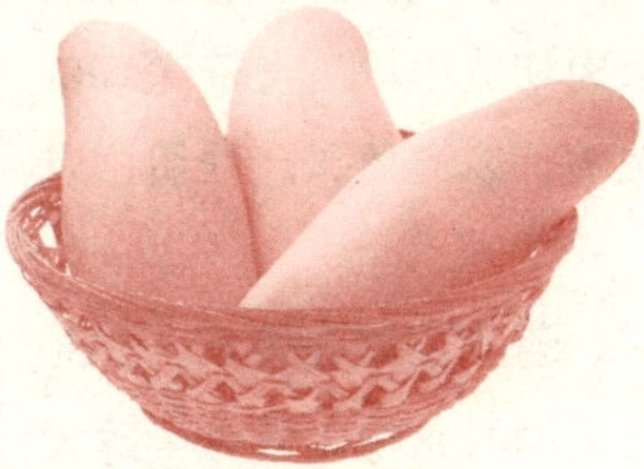

芒果中含有一种叫作芒果苷的物质，有明显的抗脂质过氧化和保护脑神经元的作用，能延缓细胞衰老、提高脑功能。它还可以明显提高红细胞过氧化氢化酶的活力和降低红细胞血红蛋白，还有祛痰止咳的功效，对咳嗽、痰多、气喘等症有辅助治疗作用。取芒果煎水代茶饮，可治慢性咽喉炎。

芒果中含芒果酸等化合物，具有抗癌的药理作用，芒果汁还能增加胃肠蠕动，使粪便在结肠内停留时间缩短，因此吃芒果对防治结肠癌很有益。

芒果中的维生素 C 含量高于一般水果，并能降低胆固醇、三酰甘油，常吃芒果可以不断补充体内维生素 C 的消耗，并有利于防治心血管疾病。

芒果的胡萝卜素含量特别高，有益于视力的改善，能润泽皮肤，是女士们的美容佳果。

芒果有益胃、止呕、止晕的功效。在古代，凡漂洋过海者，无不随身携带一些芒果，以解晕船之症。同时，芒果对于眩晕症、梅尼埃病、高血压晕眩、恶心呕吐、晕船等均有益。

中医学认为，芒果入肺、脾、胃经，能抵制化脓球菌、大肠埃希菌。有益胃止呕，解渴利尿的功效。主治口渴咽干、食欲缺乏、消化不良、晕眩呕吐、咽痛音哑等症。人在夏季多食欲缺乏、口渴咽干，多吃些芒果可消除以上病症。

注意事项

芒果是少数富含蛋白质的水果，多吃易饱。过敏体质者要慎吃芒果，最好是将芒果果肉切成小块，直接送入口中。吃完芒果后，及时漱口、洗嘴，以避免果汁残留，以防发生过敏反应。

一般人也不宜大量进食芒果，否则皮肤会发黄，并对肾脏造成损害。食用芒果时应避免同时食用大蒜等辛辣食物，以免皮肤发黄。1 次吃 1 个芒果为宜。

芒果性带湿毒，若自身患有皮肤病或肿瘤的人，应谨记避免进食。

芒果的吃法有一定讲究，大都鲜食。但若遇其味酸时，可加少许食盐同食，即可中和酸味，并使之更为甘美可口。此外，将芒果的果肉切碎，略加些奶油，置冰箱中，制成芒果雪糕，其味极为鲜美爽口。

【巧吃种种】

01 芒果煎水

取芒果适量 (2～3个) 煎水代茶，频频饮服。治慢性咽喉炎、咳嗽、声音嘶哑。

02 芒果汁

鲜芒果 3 枚，洗净去皮核，放入榨汁机榨取其汁。每日早、晚各服 20 毫升。此汁具有益胃消食止呕的功效。适用于食欲缺乏，消化不良，恶心呕吐等病症。

03 芒果陈皮瘦肉汤

未成熟的芒果2～3个，陈皮半个，精肉150克。将芒果洗净，切开晒干，与陈皮、猪肉共置砂锅中，慢火煲汤，煲3小时后取食。此汤具有清肺化痰，解毒散邪排脓的功效，用作肺脓疡患者的辅助食疗有良效。

04 芒果茶

芒果2枚，白糖适量。芒果洗净去皮、核，切片放入锅内，加入适量水，煮沸15分钟，加入白糖搅匀即成，代茶频饮。此茶具有生津止渴开音的功效。是慢性咽喉炎、声音嘶哑患者的食疗佳品。

选购及保存

芒果成熟便会软化，不耐运输，因此果农多半会预先采下，再加以催熟，但是这样果实就失去了天然的鲜味、香味和甜味。所以在选择时以硬实程度作为判断的标准，即果熟度在八成或九成以上，如达不到就没有原果的鲜味和香味。

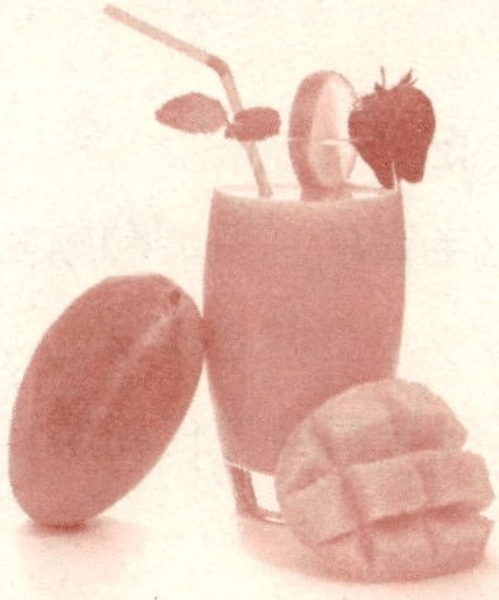

通常近蒂头处感觉硬实、富有弹性者为佳; 过硬或过软者都不应选择。一般而言，在树上自然成熟再采摘的芒果品质最佳。所以应选表皮光滑、平整、颜色均匀的芒果。

成熟的芒果不宜久存，可放冰箱冷藏保存数日。

13 木瓜

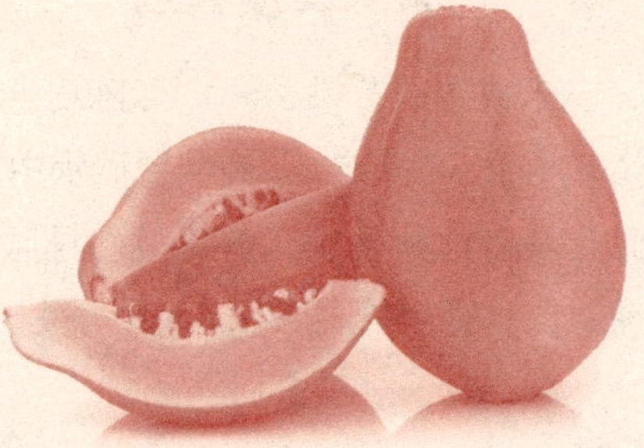

木瓜，又名铁脚梨、海棠梨、皱皮木瓜、香木瓜和宣木瓜等，为落叶灌木或乔木蔷薇科植物贴梗海棠的果实，性温，味酸甘，有香气。木瓜秋季成熟，呈长椭圆形，长 10 ～ 15 厘米，单重 0.3 ～ 3.5 千克，可储存至春节乃至次年二三月不变质。木瓜呈淡黄色，主产四川、湖北、安徽、浙江。最著名的是安徽宣城的宜木瓜，古称西洛大木瓜，至熟时为青白色，味和美，入药有绝功。能从 30 克长到 2000 克左右，但是在市场上出售的一般都是 200 ～ 500 克。木瓜果皮的颜色有黄色、绿色、紫色和黑色，其果皮光滑美观，果肉厚实细致、香气浓郁，汁水丰多、甜美可口、营养丰富，有“百益之果”和“万寿瓜”之雅称。

【营养价值】

木瓜含水量较高 (约 89%)，而热量很低。

木瓜富含 17 种以上的氨基酸，尤含有丰富的色氨酸和赖氨酸，而这两种氨基酸都是人体的必需氨基酸。色氨酸是有催眠、镇痛等作用的神经传导物质的原料，赖氨酸与葡萄糖代谢关系密切，能够抗疲劳，提高注意力。

木瓜不饱和脂肪酸含量较高。不饱和脂肪酸能够将人体内多余的胆固醇排出体外，所以具有预防动脉硬化、高血压病和糖尿病的作用。

木瓜含有的维生素中包括胡萝卜素、维生素 B_1、维生素 B_2、维生素 C 等 11 种，特别是能维持正常免疫功能、预防皮肤病的维生素 B_6 含量较高，维生素 E 和维生素 C 的含量也较丰富。维生素 E 和维生素 C 能够分解过氧化脂类物质，保护细胞膜和生物膜，起到预防心脑血管疾病的作用。木瓜富含钙、铁等微量元素，还含有木瓜蛋白酶、番木瓜碱等。

【保健功效】

木瓜中维生素 C 的含量是苹果的 48 倍，还富含 17 种以上氨基酸及多种营养元素，其中所含的齐墩果酸成分具有护肝降酶、消炎抑菌、降低血脂等功效。木瓜常食具有平肝和胃、舒筋活络、软化血管、抗菌消炎、抗衰养颜、增强体质之保健功效。木瓜营养丰富，对于高血压、肾炎、便秘、胃病，都有很好的辅助治疗效果。木瓜对人体有促进新陈代谢和抗衰老的作用，可有效补充人体的养分，增强机体的抗病能力。

木瓜中所含的番木瓜碱具有抗肿瘤的作用，并能阻止人体致癌物质亚硝酸胺的合成，对淋巴细胞性白血病具有较强抗癌活性。

木瓜营养丰富，有平肝和胃，舒筋活络，软化血管，抗菌消炎，养颜润肤之功效。木瓜含丰富的维生素 C，是美容佳品，且性温，不寒不燥。营养容易吸收，能充分发挥润肺、活血、行气等功效，从而使皮肤变得更光洁、细腻、柔嫩，使面色更红润，并且还有丰胸效果。因此，秋季多风燥，皮肤易受损害，尤其是女性秋季吃木瓜更美容养生。

注意事项

木瓜中的番木瓜碱，对人体有小毒，每次食量不宜过多。孕妇忌服，过敏体质者慎食。木瓜里面有较大的种子，用刀沿着木瓜竖着切一刀，用双手捏住木瓜掰成两半后，就可以去除种子了。在做料理的时候，有剥皮后再切开的，也有不剥皮直接切成两半后用勺挖着吃的。

妊娠时不能吃木瓜是怕引起子宫收缩导致流产、早产。

【巧吃种种】

01 木瓜炖牛肉

将切好的番木瓜和牛肉块加入调料，用旺火烧开，再改用文火炖熟即可。木瓜中含有木瓜蛋白酶，能消化蛋白质，牛肉中含有丰富的蛋白质、脂肪、微量元素，两种食物搭配，营养更易被人体消化吸收。

02 木瓜汤

将木瓜去皮切成小薄片，番茄切成小块，和小虾仁一起放入煮沸的高汤中煮，再根据自己的口味加入适量配料即可。该汤清淡可口，营养丰富，尤适宜食欲缺乏的人食用。

03 青木瓜炖猪蹄

青木瓜去皮去子、洗净、切块，黄豆用水泡3个小时，洗净、沥干。锅中倒入猪蹄、高汤煮滚，放入黄豆煮至八分熟，放青木瓜煮至熟烂，加入调料调味即可。该菜运用新鲜青木瓜来炖猪蹄，会让猪蹄又嫩又好吃，木瓜所含的木瓜酶可以帮助蛋白质分解、消化，更是青春期女性的自然丰胸补品。

04 大枣木瓜炖银耳

大枣5颗，木瓜1/3个，银耳少许，冰糖适量。大枣去核；木瓜切成小块；银耳泡发后切小块。把所有材料放入炖盅内，加入温开水，隔水炖约1小时。是营养丰富的保健佳品。

选购及保存

选择果皮完整，颜色亮丽，无损伤的果实。颜色要黄中带绿，不一定要全黄，表皮光滑，软硬适度。过熟的木瓜，皮会比较软。较硬的木瓜，在常温中放置几天也能变得有弹性。

木瓜应该要现买现吃，不宜冷藏。如果买到的是尚未熟透的木瓜可以用纸包好，放在阴凉处，1 ~ 2天后可食用。熟透的木瓜做成果酱、蜜饯和果汁等，可以长时间保存。切开后的木瓜如果没有吃完，在切开的地方用保鲜膜包好放在冰箱冷藏，可保存2 ~ 3天。完整的木瓜要装在食品袋里，同样放在冰箱里保存。

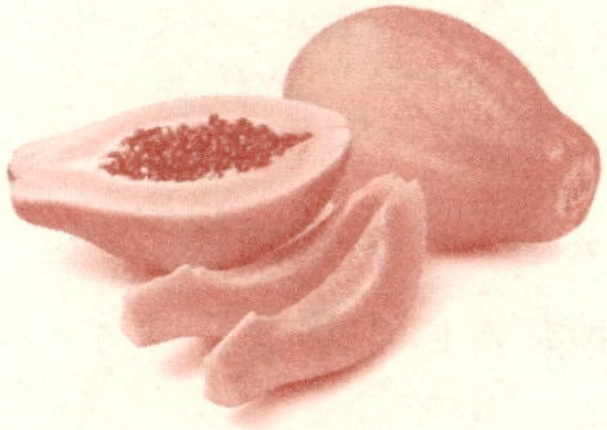

14 菠萝

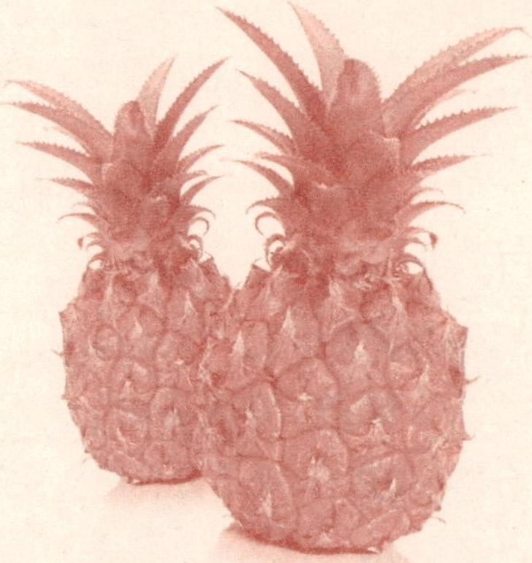

菠萝又叫凤梨，是凤梨科、凤梨属、凤梨中的一种热带和亚热带著名水果。生长于广东、广西、福建、海南和台湾等地，与香蕉、荔枝、柑橘同称为我国华南的四大名果。菠萝的形状、大小、色泽和营养成分，因产地和品种不同有所差异，但均由小花结合而成为聚合果，由各个小花发育成小果，互相紧密排列，像鱼鳞一样聚成一个果实，而非一般果实由一花一蕊而长成。

一般的菠萝在农历九月开始上市，次年一月下市，刚好是元旦、春节期间的果品。菠萝外皮有类似鱼鳞的许多小孔，小孔中有毛刺，食之苦涩。菠萝呈黄色或黄带青色、黄带紫色等色泽，多呈圆柱形或圆台形，两头稍细，每个单果重约1000克，质量以橙黄新鲜无腐烂变质者为佳。因菠萝可以长途运销，所以北方也可经常食用。菠萝表皮坚硬有刺，但是果肉松软多汁，酸甜可口，既可做水果食用，又可用来烹调菜肴。

【营养价值】

新鲜菠萝含水量较高（约为85%），含有蛋白质、脂肪、糖类、膳食纤维、钙、磷、铁、维生素A原（胡萝卜素）、维生素B_1、维生素B_2、维生素C等。

罐头菠萝、冷冻菠萝与新鲜菠萝的营养成分相似，但因加有浓糖浆而热量较高，而维生素A原和维生素C则在加工过程中有所损失。菠萝汁的营养成分与新鲜菠萝极为相似。

【保健功效】

菠萝含有一种叫菠萝朊酶的物质，它能分解蛋白质，因此在食肉类或油腻食物后，吃些菠萝对身体大有好处，可预防肥胖。菠萝朊酶还有溶解阻塞于血管中的纤维蛋白和血凝块的作用，能改善身体局部的血液循环，消除炎症和水肿。如果有炎症、水肿或血栓，不妨在积极治疗的同时，适当多吃一些菠萝，会起到一定的辅助作用。

菠萝中所含的糖、盐类和酶有利尿作用，适当食用对肾炎、气管炎、高血压病患者有益。

菠萝中含有一种蛋白水解酶，称为菠萝蛋白酶，具有将体内不健康、病变、坏死的组织溶解和清除的功能，有利于脑血栓患者的康复。菠萝汁中还含有丰富的菠萝朊酶物质，它在胃里能分解蛋白质，帮助消化，尤其是食过肉类和油腻食物之后，吃些菠萝可帮助消化。

中医学认为，菠萝性平味甘酸，具有生津和胃、补脾胃、固元气、益气血、强精神、消肿祛湿、消食止泻和清暑解渴之功效，可用于暑热津伤、口干咽燥、胃肠不适、脾胃两虚、腰膝酸软、肾炎水肿、高血压、支气管炎和消化不良等症。经常食用菠萝还可以美容润肤、焕发青春。

中医学认为菠萝富含维生素C，有清热解暑、生津止渴、利小便的功效。可用于防暑、解身热烦渴、腹中痞闷、消化不良、小便不利、头晕眼花等症，正是人们夏季医食兼优的时令保健佳果。

注意事项

有些人吃菠萝后会过敏，俗称“菠萝病”或“菠萝中毒”，食用后15分钟至1小时即出现腹痛、恶心、呕吐、腹泻，同时出现过敏症状，头痛、头晕、皮肤潮红、全身发绀、四肢及口舌发麻，严重时会突然晕倒，甚至出现休克等症状，应及时就医。这些人不宜吃菠萝。

菠萝中所含一些有机酸，可使人体产生不适，故食用菠萝时，应去皮后切成片或块，然后放在开水里煮一下再吃；或放在盐水里浸泡30分钟左右，再用凉开水浸洗去咸味，这样可促进有机酸分解，避免或减轻过敏反应。

发热及患有湿疹、疥疮的人不宜多吃菠萝，以免加重病情。患有溃疡病、肾衰竭和凝血功能障碍等的人应禁食菠萝，以避免出血。菠萝含糖较多，糖尿病患者以不吃为好。

【巧吃种种】

01 菠萝鱼片

新鲜菠萝切片，生鱼片洗净拌入调料腌10分钟，红辣椒去子切成片，葱切成小段。先将鱼片过油后捞出，另用少许油炒香蒜末，接着放入红辣椒、葱段、调料炒匀，放入鱼片、菠萝炒熟即可。有帮助人体消化蛋白质的作用。

02 菠萝咕老肉

猪肉洗净切成厚片加入调料拌好，菠萝切成三角块，青、红大椒去蒂去子切成三角形。将肉片在油锅中过一下捞出，锅底留少许油，放入葱、姜等调味品，再放入肉片和菠萝炒熟即可。该菜酸酸甜甜，香而不腻，较易被人体消化吸收。

03 苹果菠萝生姜汁

1 厘米长的 1 段生姜根，1/2 个苹果，1/3 个大的菠萝，生姜和菠萝去皮。将苹果洗净，切成块；将菠萝切成可榨汁的薄片。先将生姜榨汁，再将苹果和菠萝榨汁，然后将所榨的汁混合并搅拌直到起泡。做好后立即饮用。味道很甜，且含有生姜的香味。能够改善血液循环、缓解恶心和痛经等症状。

04 菠萝蜜

菠萝肉 200 克，蜂蜜 15 克。将菠萝肉加水煮沸，然后再用小火煮半小时左右，去渣留汁。用蜂蜜调饮即可。

选购及保存

不同品种的菠萝，颜色也有所不同，但大多数是黄色的。成熟的菠萝有果香，同样品种的果子以重者为佳。选购菠萝时，应注意选那些果形饱满硕大，果身硬挺，色泽鲜艳，透发出清香气味的。若果身变软，浓香过分，说明成熟过度或存放过久；若果实变味，果眼冒汁，说明果肉已开始腐烂、变质，不宜购食。果色青的是抢季节采收的，品质不良。

新鲜菠萝可以用报纸包好常温保存，一般可保存 2 ~ 3 天。

菠萝在 6 ~ 10℃下保存，不仅果皮会变色，果肉也会呈水浸状，因此不要放进冰箱储藏，要放在避光、阴凉、通风的地方储藏。如果一定要放入冰箱，应置于温度较高的蔬果槽中，保存的时间最好不要超过 2 天，从冰箱取出后，在正常温度下会加速变质，所以要尽早食用。

15 猕猴桃

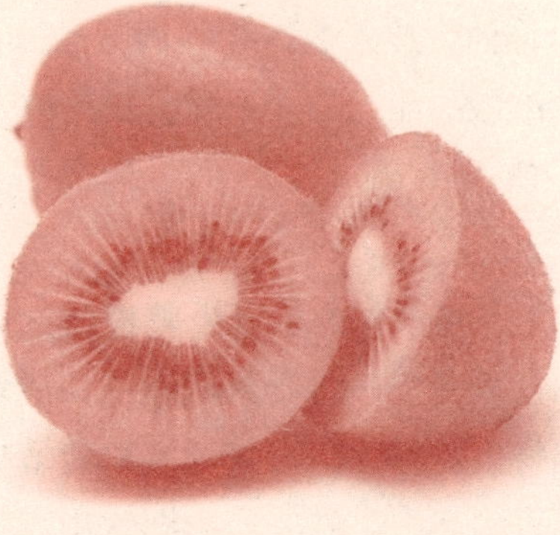

猕猴桃，又称毛桃、猴子梨、山洋桃、野梨、狐狸桃、藤梨、野杨桃、金梨和阳桃等，是我国特产的一种落叶藤木植物猕猴桃树的果实，因此又称中华猕猴桃。猕猴桃大者如鸡蛋，小者如鸽蛋，外皮有绒毛丛生，剥去外皮后果肉青绿似翡翠，酸甜爽口，清香多汁，是猕猴喜欢食用的一种野果，因此取名猕猴桃。近年来由于猕猴桃的身价飞涨，被誉为“水果皇后”“水果金矿”“抗癌珍果”等，所以已开始人工栽培繁殖，品种逐渐变得更优，果实更大，品质更好。

【营养价值】

猕猴桃的营养价值很高，且非常全面，猕猴桃含有丰富的糖类、膳食纤维、维生素，尤其维生素 C 含量突出，是等量柑橘的 5 ~ 6 倍。

猕猴桃中还含糖、钙、磷、铁、锌、氯、钠、钾、镁、类胡萝卜素、果胶、叶酸、维生素 P，并含有 17 种氨基酸。与一般水果不同的是，中华猕猴桃的营养成分在加工制成成品后损失很少，基本上可保持原果所具有的营养价值和风味。

【保健功效】

猕猴桃含有优良的膳食纤维和丰富的抗氧化物质，能够起到清热降火、润燥通便、增强人体免疫力的作用。

猕猴桃含有抗突变成分谷胱甘肽，有利于抑制癌症基因的突变，对肝癌、肺癌、皮肤癌、前列腺癌等多种癌细胞病变有一定的抑制作用。尤其可以阻止致癌物亚硝胺在人体内生存，是上述疾病的克星。临床应用表明，此果对预防鼻咽癌、乳腺癌、膀胱癌、胃癌、呃逆、食道癌均有显著效果，且有治疗作用。医界发现，猕猴桃对抑制胃肠系统癌肿更有效。

猕猴桃富含精氨酸，能有效地改善血液流动，阻止血栓的形成，对降低冠心病、高血压病、心肌梗死、动脉硬化等心血管疾病的发病率和治疗阳痿有特别功效。

猕猴桃是美容佳品。猕猴桃含有营养头发的多种氨基酸、泛酸、叶酸及黑发的酪氨酸等物质，并含有合成黑色颗粒的铜、铁等矿物质和具有美容作用的镁，因此被人称为“美容果”。

最新的医学研究表明，成人抑郁症有生理学基础，它跟一种大脑神经递质缺乏有关。猕猴桃中含有的血清促进素具有稳定情绪、舒缓心情的作用，猕猴桃还含有大量的天然糖醇类物质肌醇，能有效地调节糖代谢，调节细胞内的激素和神经的传导效应，对防止糖尿病和抑郁症有独特功效。

猕猴桃含有丰富的叶酸，叶酸是构筑健康体魄的必需物质之一，能预防胚胎发育早期的神经管畸形，为孕妇解除后顾之忧。准备妊娠或妊娠初期的女性宜多吃。

猕猴桃含有丰富的叶黄素，叶黄素在视网膜上积累能防止斑点恶化导致的永久失明，所以多吃猕猴桃还能够预防白内障的发生。

猕猴桃富含维生素，可补充人体冬季维生素缺乏。猕猴桃是“维生素C之王”，维生素C是抗氧化剂，有防癌作用。

猕猴桃含脂肪低，含膳食纤维多，有防治便秘、减肥、美容的一定功效。

所以，人在冬季多吃些猕猴桃，可补充维生素，减肥和美容。女性更应重视这一点。

注意事项

食用时，先用小刀将果实横向切成两半，然后用小勺舀取果肉食用；或削去果皮，将果实横切成片状，用于点缀水果拼盘，极为美观诱人。

猕猴桃性质寒凉，脾胃功能较弱的人食用过多，会导致腹痛腹泻，所以每次应少食。脾胃虚寒者慎食。风寒感冒、疟疾、寒湿型痢疾、慢性胃炎、痛经、闭经、妊娠期女性、小儿腹泻等患者不宜食用。月经过多和先兆流产患者应忌食。

由于猕猴桃中维生素C含量较高，易与奶制品中的蛋白质凝结成块，不但影响消化吸收，还会使人出现腹胀、腹痛、腹泻。故食用猕猴桃后一定不要马上喝牛奶或吃乳制品。

猕猴桃含钾非常高，不适合肾衰竭、尿毒症、透析患者食用。

【巧吃种种】

01 猕猴桃羹

猕猴桃200克，苹果1只，香蕉2只，白糖、湿淀粉各适量。将猕猴桃、苹果、香蕉分别洗净，切成小丁；将桃丁、苹果丁、香蕉丁放锅内，加适量水煮沸，再加白糖，用湿淀粉勾稀芡，出锅即成。此羹具有清热解毒，生津止渴的功效。适用于烦热、消渴、食欲缺乏、消化不良和石淋等病症。

02 猕猴桃酱

鲜猕猴桃1000克，白糖适量。选用熟透的猕猴桃，洗净沥干水分，去皮；将糖放入锅中，加适量清水，熬成糖液，取出一半，将猕猴桃肉放入糖液中，煮沸15分钟左右，待果肉煮成透明，无白心时，再倒入另一半糖液，继续煮20分钟，边煮边搅；煮好后，将果肉捣成泥状，离火，略凉，装入瓶中储藏即可。每次食用20克，1日3次。此酱具有清热通淋，养阴生津的功效。适用于热淋小便不通，口渴，痔病等病症。

03 猕猴桃肉丝

将猪肉洗净切丝，用盐、料酒、蛋清、淀粉上浆待用。选较硬的猕猴桃，洗净去皮，切丝待用；用碗将盐、料酒、白糖、胡椒粉、高汤、水、淀粉兑成芡汁待用。坐锅点火入油至五成热时，下浆好的猪肉丝炒散，下猕猴桃丝略炒匀，烹入兑好的芡汁，收汁起锅入盘即可。营养全面，健身佳品。

04 猕猴桃蜜膏

取鲜猕猴桃500克，去皮捣烂，加水适量，煎半个小时后，加入500克蜂蜜收膏装瓶备用。每次取10毫升，1日2次，长期服用。中老年人延年益寿，预防或治疗高血压、心血管疾病。

选购及保存

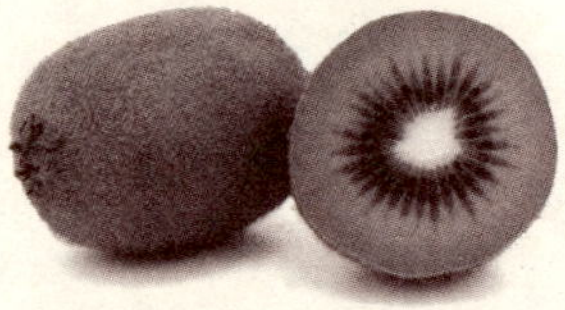

猕猴桃成熟时没明显的外观颜色变化，消费者应根据果实的软硬程度和香气判断果实是否成熟可食。充分成熟的猕猴桃，质地较软，并有香气，这是食用的适宜状态。若果实质地硬，无香气，则没有成熟，味酸而涩，则不宜食用；反之，若果实很软，或呈气鼓鼓状态，并有异味，则说明已过熟或腐烂，这样的果实已丧失食用价值，应扔掉。

猕猴桃病虫害少，一般无须使用农药，是极少数没有农药污染的无公害果品之一，这是维护人体健康的最佳保证。

对于尚未软熟的猕猴桃可用塑料袋密封，在常温下放置5天左右，一般能自然熟化；对于暂不食用的猕猴桃，最好用塑料袋包好，于冰箱内冷藏。

17 香蕉

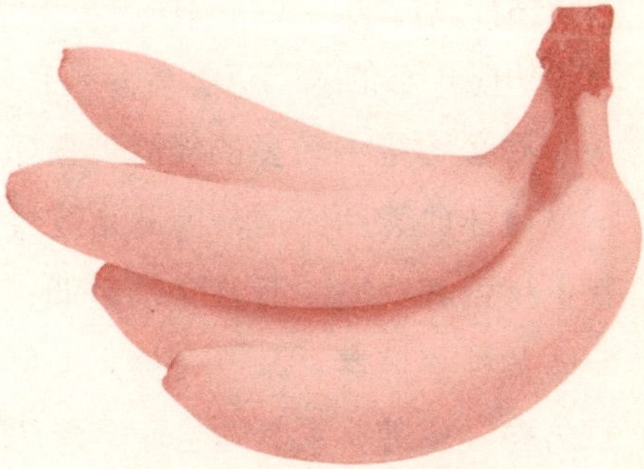

香蕉又名干蕉、蕉果、蕉子，为芭蕉科植物甘蕉果实，是人们喜爱的水果之一，香蕉被称为“智慧之果”。盛产于热带、亚热带地区，欧洲人因它能解除忧郁而称其为“快乐水果”。中国台湾素有“香蕉王国”的美誉，不但产量多，其质量也是世界首屈一指的。香蕉的香味清幽，肉质软糯，甜蜜爽口，是很多人喜食的佳果，上市时间很长，可以长途运送及储存，因此与苹果、梨和柑橘一起并称世界“四大果”。

【营养价值】

鲜香蕉含水量较高（约70%），所含营养丰富，含优质蛋白质、脂类、糖类、膳食纤维、维生素A原、维生素B_1、维生素C、维生素E及钾、钙、铁、磷、羟色胺等。

【保健功效】

中医药学认为“香蕉性寒，味甘，无毒；有止烦渴、润肺肠、通血脉、填精髓等功效”。

现代医学与现代营养学发现，香蕉中所含的羟色胺等物质有欣快作用，可调节、减轻人的不佳情绪，能使人的心情变得安宁恬静，因而，让狂躁症患者多吃香蕉很有益处。心情不佳，肠胃功能正常的人吃点香蕉亦颇有好处。

香蕉可提供较多的能降低血压的钾离子，有抵制钠离子升压及损坏血管的作用，因此常吃香蕉可防治高血压。香蕉中含有多种营养物质，而且含钠量低，不含胆固醇，食后既能供给人体各种营养素，又不会使人发胖。常吃香蕉有益于大脑，可预防神经疲劳，尤其适合于老年人食用。香蕉能刺激胃黏膜细胞生长繁殖，产生更多的黏液来维持胃黏膜屏障的厚度，因此，在服药后适量吃些香蕉，就可以起到保护胃的作用。香蕉所含的食物纤维，可刺激肠蠕动，使大便通畅，因此可防治习惯性便秘。

香蕉是四季都可以食用的水果，但秋季更应多吃香蕉。因为秋季天气干燥，容易导致肠燥便秘，而香蕉性寒味甘，有清热、润肠等功效，且富含纤维素，能促进肠胃蠕动，有利于预防和治疗便秘。特别是老年人，如果无糖尿病更宜多吃香蕉，对增进食欲也有好处。

注意事项

香蕉容易因碰撞挤压、受冻而发黑，在室温下很容易滋生细菌，所以最好把已经发黑的丢弃。

老年人不宜多吃，每次吃香蕉 1 根足矣，最多不可超过 2 根。

胃酸过多者不宜吃香蕉，胃痛、消化不良、腹泻者也应少吃。

香蕉钾含量高，患有急慢性肾炎、肾功能不全者，都不宜多吃。此外，香蕉糖分高，糖尿病患者也不宜多吃。

成熟的香蕉可把皮剥去直接吃或切成片，捣碎、烘烤或裹上面糊油炸；香蕉也可以和其他食品配合，做成新鲜水果拼盘和各种甜食。

【巧吃种种】

01 蜜汁香蕉

香蕉500克，面粉50克，花生油、香油、白糖、蜂蜜各适量。香蕉去皮切成小段，放入面粉中拌匀。锅内放适量花生油，烧至七成熟，将香蕉段逐个下锅，待炸成浅黄色时取出沥油。锅内放入香油，待加热后加白糖，炸至红色，倒入清水，加入蜂蜜、翻炒香蕉段烧至糖汁浓稠时即可。可改善便秘症状。

02 香蕉茶

以50克香蕉研碎，加入等量的茶叶中，再加适量糖，每服1小杯，日饮3次。适于热病烦渴或防治高血压病、动脉硬化、冠心病。

03 炖香蕉

香蕉2个，不去皮，炖熟，连皮进食。用于痔病及便后血。

04 冰糖炖香蕉

香蕉2个，加冰糖，隔水炖食。用于燥热咳嗽，咳嗽日久。

05 香蕉茶

香蕉皮或果柄或根60克，煎水代茶饮，治高血压病。

选购及保存

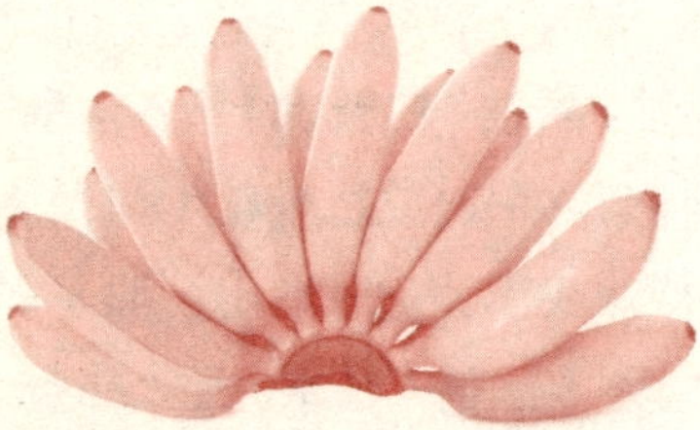

果皮全黄、带有褐色斑点、坚实的新鲜香蕉，其质量是最好的。有绿色或非正常黄色的香蕉，说明还未长到味道很好的程度。买香蕉时，要挑选坚实，有光泽，无擦伤或其他损害的；不要买有擦伤，颜色不正常，暗淡或发灰和看来放置过久的香蕉，因为这种香蕉已处于腐败的阶段。

在室温下，香蕉还能继续成熟，香蕉可以冷藏，3～5天过后，尽管果皮颜色变深，但品质还是好的。香蕉不可放入冰箱保存，以防止变质。

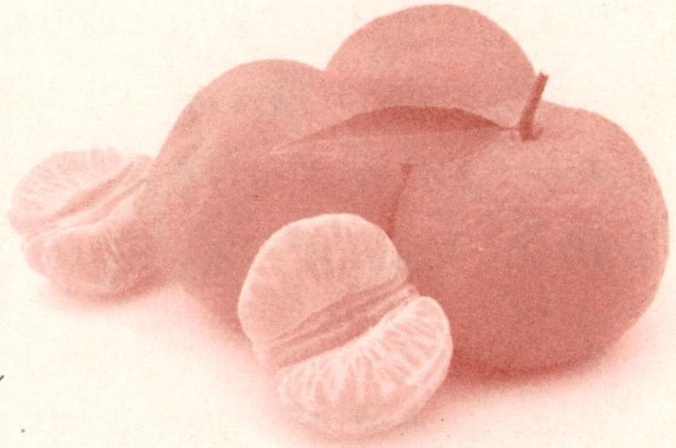

18 橘子

橘子，又名橘、桔、黄橘，金色玉质，常与柑子一起被统称为柑橘。为芸香科植物橘树果实。我国有江西南丰乳橘，浙江黄岩蜜橘，广东湖汕芦橘，福建福州红橘等优良品种。橘为扁圆形，比柑子稍小，比橙子、柚子小得多，纵径为 4 ～ 5 厘米，横径为 6 ～ 7 厘米，顶端内凹，有乳头状突起，果皮呈红色或红黄色，皮薄，光亮，橘果肉有 7 瓣，肾脏形，味甜而微酸，经霜后甘甜如蜜。

【营养价值】

橘子的热量较低，但膳食纤维、钾、类黄酮和维生素 C、维生素 B、维生素 P、维生素 A 原、维生素 E 含量较高。

橘子皮含有柠檬醛，是一种与维生素 A 相拮抗的醛，因此，在大量食用各种橘子皮之前，应肯定膳食中维生素 A 的供应是充足的。

橘子中所含的成分最多的是果糖、蔗糖和葡萄糖等糖类，占 10% 左右。糖类是能量的来源，如果出现过剩就会转化成糖原或脂肪而储存在体内，所以过量食用橘子会成为导致肥胖的原因。

橘子还含有苹果酸、柠檬酸、琥珀酸、胡萝卜素、果胶等。与梨相比，其蛋白质含量是梨的9倍，钙的含量是梨的5倍，磷的含量是梨的5.5倍，维生素B_1的含量是梨的8倍，维生素B_2是梨的3倍，烟酸的含量是梨的1.5倍，维生素C的含量是梨的10倍，可谓营养丰富。还含有铁、钙、磷等。

【保健功效】

橘子中维生素C的含量丰富，每天食用2个橘子就可以达到人体所需的量，维生素C不仅能够抑制黑色素的沉着，还能促进骨胶原的形成，从而使血管、皮肤和骨骼更加强壮。橘子对冠心病、高血压病、动脉硬化、痛风有预防的功效。食用橘子，可以降低沉积在动脉血管中的胆固醇，有助于使动脉粥样硬化发生逆转。鲜橘能健脾和胃、温肺止咳。

橘子含有丰富的维生素A原、维生素E和B族维生素，能够改善胸闷、食欲缺乏和口干等症状。

橘子的酸味主要来源于柠檬酸，能够促进胃液的分泌、增进食欲，还能够抑制乳酸的形成，改善疲劳等不适症状。

橘子的内皮含有一种果胶的食物纤维，能够预防便秘和大肠癌等病症。

橘子中的橘皮苷可以加强毛细血管的韧性、降血压、扩张冠状动脉，是预防冠心病和动脉硬化的食品。

在新柑橘汁中有一种抗癌活性很强的物质“诺米灵”，它能使致癌化学物质分解，抑制和阻断癌细胞的生长，能使人体内除毒酶的活性成倍提高，阻止致癌物对细胞核的损伤，保护基因的完好。

中医学认为，橘子味甘、酸性平，具有生津、止渴、润肺等功效，可用于肺热咳嗽、胃肠燥热、腹部不适、小便不利等病症的治疗。特别适合老年人和心血管病患者食用，有助于缓解动脉粥样硬化。

秋冬季，气候干燥，加之青菜较少，水果品种单调，易发生咽喉干涩，便秘和感冒，秋季上市的橘子，正好填补了蔬果少的空缺。橘子富含维生素 C，水分大，橘子有提神美容的作用。酸甜可口，正是秋冬季美味佳品。

注意事项

橘子不可一次吃得过多，患有口疮、食欲缺乏、大便秘结的人食之会加重病情。咳嗽多痰者不宜多食橘子，都以为橘子是化痰良药，其实多吃橘子易生痰，反而加重咳嗽。大肠泻痢者禁用。肠胃功能欠佳的人，吃太多橘子，容易发生胃粪石的困扰。饭前或空腹时不宜食用。吃橘子前后 1 小时内不要喝牛奶，因为牛奶中的蛋白质遇到果酸会凝固，从而影响消化吸收。

医学界不主张一次吃过多的橘子或柑子、橙子，否则易引起大量的维生素 A 原（胡萝卜素）在血液中来不及被肝脏转化为维生素 A，结果维生素 A 原就会在皮肤中潜伏，使皮肤发黄。严重的还会出现恶心、呕吐、食欲缺乏等“橘子病”，橘子含热量较多，如果一次食用过多，就可能“上火”，从而促发口腔炎、牙周炎等症。每天吃 1 ~ 3 个即可。还有，吃了此类水果后要记住漱口和刷牙，否则牙齿很快就会被染黄，且不易褪去，医学上称其“果汁黄”。糖尿病患者应忌食橘子。

橘子性寒，女性月经期及产妇坐月子期间均忌食。食用橘子时不宜去掉橘络，因橘络中含有一种名为“路丁”的维生素，能使人的血管保持正常的弹性和密度，减少血管壁的脆性和渗透性，防止毛细血管渗血导致的高血压患者发生脑出血及糖尿病患者发生视网膜出血。对于平时有出血倾向的人，特别是有血管硬化倾向的老年人，食橘络更有裨益。

【巧吃种种】

01 烤橘汁鸡蛋面包

在鸡蛋液中加入牛奶混合后，将切好的面包片放入其中，充分浸透鸡蛋汁,然后把面包盖上铝箔,用电烤箱烤10分钟左右。去掉铝箔，放上连皮切好的橘子，再放入电烤箱中烤5～6分钟，拿出来后浇上蜂蜜即可。

02 橘饼奶耳羹

橘饼2个，银耳10～15克，冰糖少许。先将鲜橘用白糖渍制后，压成饼状，烘干备用；取银耳用水发开、洗净；将橘饼、银耳放置锅内，加入清水，先用大火烧开后，改用文火炖煮3～5小时，待银耳烂酥汁稠，加白糖适量即可。

03 橘子山楂汁

橘子250克，山楂100克，白糖少许。橘子去皮，放入榨汁机中榨汁；山楂去核洗净；先将山楂入锅内，加水200毫升熬烂，过滤取汁，再将橘汁兑入其中，加入少许白糖即可。

04 橘皮羹

橘子300克，山楂糕丁40克，白糖、糖桂花少许。剥掉橘子皮，去橘络和核，切丁待用；锅内加清水烧热，放入白糖，待糖水沸时，撇去浮沫；将橘丁放入锅中，撒上糖桂花、山楂糕丁即可出锅。此羹开胃助食，润肺止咳，可作为肺燥咳嗽、烦热胸闷、食少纳差及高血压病、高脂血症、动脉硬化、心血管病等患者的保健食品。

选购及保存

购买橘子时要选择扁圆形的，底部一定要平的，皮薄，弹性好，分量足，皮易剥，皮和瓤之间很少有粗的经络，并且瓤易分开，味独特，香味有刺激性并令人愉快。皮厚且表面粗糙的橘子，皮与瓤之间反而很松散，并不好吃。从颜色判断，以皮色为深黄橙色为佳。

腐烂常表现为表面出现软的部分，似乎被水浸过，这些部位可能覆盖有真菌。快要腐烂的橘子，受损部分软得一压即破。被割破或破皮的橘子应仔细检查有无败坏的迹象。

整箱购买时，应该全部拿出来检查是否有伤或者已经腐烂，把这样的橘子挑出来再保存。储藏时最好不要挤压，尽量放在阴凉的地方。

储存时装在有洞的网袋中，放置通风处即可。如果要长期储存，放进冰箱保鲜，可保存1个月不变质。

19 柚子

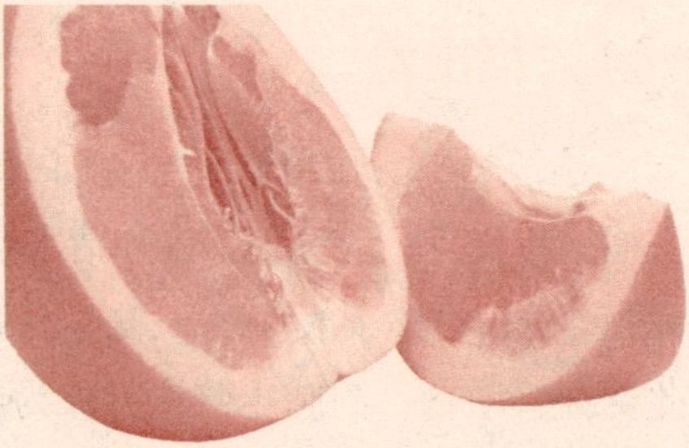

柚子，又名柚、文旦、香栾、香抛和血柚等，是我国南方生长的一种常绿乔木柚树的果实。柚子与橘子、柑子、橙子相比，个头特别大，长 10～15 厘米，呈圆形、扁圆形或梨形，冬季成熟后果皮为黄色或橙色，果肉为白色或红色，果味酸甜适度。柚子的皮也比橘、柑、橙要厚得多，达到 10 毫米以上。柚肉的瓣数也比橘、柑、橙要多，达到 12～18 瓣。果汁多，沙瓤，种子多而粒大。主产地为福建华安和广东沙田等地。在众多水果中，柚子的个头算是最大的，一般都在 1 千克以上，果皮厚实而耐储藏，素有“天然水果罐头”之称。

【营养价值】

柚子性味酸甘、寒，含有胡萝卜素、维生素 B_1、维生素 B_2、钙、磷、铁、糖等多种人体所需的营养成分，其中维生素 C 的含量最为丰富。

柚子肉酸甜清香、柔润可口，且含类胰岛素，有降低血糖的作用，因此特别适合于糖尿病患者食用。

柚肉中的维生素 C 含量特别高，故常吃柚子，有益于心血管病及肥胖症患者。

【保健功效】

中医学认为，柚子具有消食健胃、生津止渴、化痰止咳、滑肠通便之功效。柚子的保健功效有以下几点：促进骨骼生长，柚子除含钙、磷、铁外，还含有类黄酮化合物，是柚子特有苦味的来源。预防心脑血管疾病，柚子中含有生理活性物质皮苷，可降低血液的黏稠度，减少血栓的形成，如对脑血栓、中风、心脑血管疾病具有一定的预防作用。抗菌消炎，柚子中的皮苷、橙皮苷与其他黄酮类相似，具有抗病毒、抗感染的功效。降血糖，柚子中含有一种类似胰岛素的成分，具有降糖的功效，是一种稳定血糖的理想水果，尤其适合糖尿病患者食用。健体养颜，柚子中的维生素 C 含量非常高，能够有效预防维生素 C 缺乏病，具有增强免疫力、美容养颜等功效。

秋季干燥，人的健康受到伤害，食欲缺乏，易咳嗽，多痰，主要是肺部受损。中医学认为，柚子性寒味甘酸，有开胃消食、清肠利便、下气化痰止咳、润肺补血等功效，并对脑血管疾病有预防作用。柚子肉中含有丰富的维生素 C 和类胰岛素等成分，对降血糖、降血脂、减肥、美容都有功效。

注意事项

柚子不要服药期间食用，不但药效受到影响，还会使肝功能受到损害，或引起不良反应，甚至发生中毒现象。

柚子不适宜寒性体质，经常腹泻、贫血、头晕、风寒感冒、胃酸过多、女性痛经都不适合吃柚子。低血糖患者忌多食柚子。

【巧吃种种】

01 柚子肉炖鸡

柚子1只(隔年越冬者佳)，雄鸡1只（约500克)。先将鸡宰杀，按常法洗净；再将柚子去皮取肉，放入鸡肚内，加清水适量，隔水蒸熟，饮汤吃鸡。此鸡具有温中益气补肺，下气消炎止咳的功效，适用于肺虚咳嗽及发作性哮喘等病症。

02 柚汁蜜膏

柚子5～8只，蜂蜜500毫升，冰糖100克，姜汁10毫升。将柚子去皮核绞取其汁，用文火煎浓稠后，加入蜂蜜、冰糖和姜汁，同熬成膏状，冷却后装瓶备用。每次1汤匙，沸开水冲服，每日2次。此膏具有温中理气，和胃止呕的功效。适用于妊娠恶心呕吐，胃脘疼痛不适诸病症。

03 柚子茶

熟柚子1只,绿茶100克。将柚子顶部平切下一盖,取出果肉,装进绿茶,然后盖顶包扎,置阴凉处1年以上,可取茶叶开水冲服。此茶具有行气消食止痛的作用，能防治腹痛、腹泻、消化不良诸症。

04 柚子苹果杏仁饮

柚子1/2个，杏仁粉适量。将柚子洗干净，剥去外皮，去籽，果肉备用。苹果洗净，去外皮、核，果肉切了备用。将柚子肉、苹果肉丁加入少量冰糖和水与杏仁粉同放入榨汁机中，搅拌均匀即可饮用。

选购及保存

柚子以个头大，皮色深红黄者为优。选购柚子时用手掂一掂，分量重者为上品。

柚子可在阴凉处放数日，如果存放时间长，必须放到比较凉湿处，以免水分蒸发，营养受损。

20 荔枝

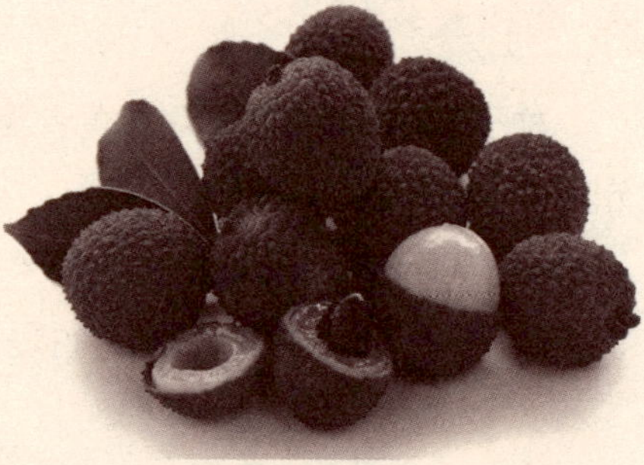

荔枝，又名丹荔、离枝、妃子笑，是我国特产的一种常绿乔木荔枝树的果实，中国南方的四大珍果之一。荔枝从夏至开始成熟上市，果实为圆形或心脏形，外皮有鳞斑状突起物，呈鲜红、紫红、青绿或青白色，果肉为半透明状的凝脂物，柔软多汁，味甘美芳香，性温和而无毒。荔枝是北方水果所没有的一种特殊型夏季珍果。

【营养价值】

鲜荔枝肉中每 100 克含有水分 80.8 克以上，含糖量较高，还含有蛋白质，脂肪，膳食纤维，维生素 C，钙，磷，铁，镁，锌，铜，硒，另含维生素 A 原（胡萝卜素）、B 族维生素、叶酸、柠檬酸、果胶等物质。

【保健功效】

荔枝所含丰富的糖分具有补充能量、增加营养的作用，研究证明，荔枝对大脑组织有补养作用，能明显改善失眠、健忘、疲劳等症。荔枝肉含丰富的维生素 C 和蛋白质，有助于增强机体免疫功能，提高抗病能力。

研究证明，荔枝有补肾、改善肝功能、加速毒素排除、促进细胞生长、使皮肤细嫩等作用，是排毒养颜的理想水果，用于治疗遗精、阳痿、早泄、阴冷诸症，并可改善机体的贫血状况，以及肾阳虚而致腰膝酸痛、失眠健忘等症。

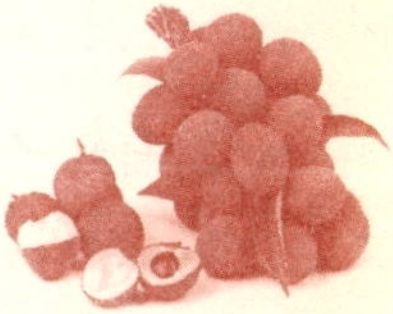

中医学认为，荔枝能生津止渴，健脾和胃，用于胃阴虚，心烦欲饮，脾胃气虚纳谷不香，便溏腹泻；可补气养血，填精益颜；还可用于贫血，产后体虚，失眠健忘，缺少唾液等症。

荔枝以果实成熟期而分为三月红、四月荔、六月雪、七月熟。说明从春末至秋初，整个夏季都有荔枝吃。

荔枝果肉晶莹剔透如凝脂，甘美芳香，是难得的美味佳果，且营养丰富，有独特的保健功效，能养心益血、生津理气，尤其适合体质虚弱、津液不足、贫血、脾虚胃寒等人士食用。夏季人们津液不足，口咽干燥，吃些荔枝自然可以爽身过夏，是夏季养生之果。

注意事项

荔枝性热，多食荔枝会导致发热上火，还可能会得“荔枝病”，出现头晕、恶心、出汗、乏力等症状，因此即使荔枝再美味也不能多吃，以每次吃荔枝 10 颗左右为宜。若发现以上症状，可让患者卧床休息，饮服浓糖水 1 杯。咯血、口疮、眩晕者不宜吃荔枝，因荔枝性热会加重病情。孕妇也不宜多吃荔枝，因性热，对胎儿不利。尤其是儿童更不宜多吃。

【巧吃种种】

01 荔枝海带汤

干荔枝果 7 枚，海带 30 克，黄酒少许。将荔枝干去外壳，海带水发后洗净，切片；锅内加清水，入荔枝干、海带片，煮沸后用小火炖至海带软烂，加入黄酒少许，烧沸后即可。此汤具有软坚散结的功效。适用于瘰疬（淋巴结核）、疝气等病症，常食有效。

02 荔枝浆

荔枝1000克，蜂蜜适量。取新鲜荔枝榨出果浆，入锅内，加入蜂蜜搅匀，煮熟后置于瓷瓶中，封口月余，浆蜜结成香膏，放入冰箱中保存。此浆具有益气养阴，通神健脑的功效。适用于贫血，心悸，失眠，口渴，气喘，咳嗽，食欲缺乏，消化不良，神经衰弱，便秘等病症。

03 荔枝大枣羹

新鲜荔枝100克，大枣10枚，白糖少许。将荔枝去皮核，切成小块，另将大枣洗净，先放入锅内，加清水烧开后，放入荔枝、白糖。待糖溶化烧沸，装入汤碗。适用于气血不足，面色萎黄，失眠健忘等病症患者。女性产后虚弱，贫血者亦可常食。

04 荔枝莲子粥

荔枝干5枚，莲子（去心）5枚，粳米60克。将荔枝干去外壳，莲子洗净，与粳米同入锅内加水煮成稀粥。此粥具有健脾止泻的功效。

选购及保存

荔枝以成熟、新鲜、肉厚，无变质，最好是挂在荔枝枝上，果肉透明，汁液不溢出、肉质结实为佳。荔枝不宜长时间保存，宜现买现食，通风阴凉处放1天可以。

21

桂圆

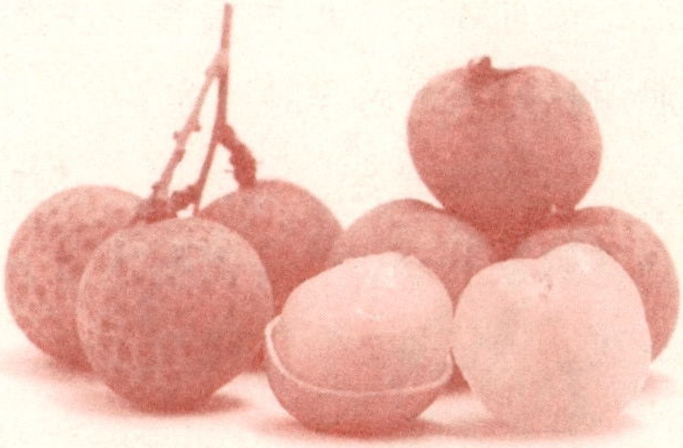

桂圆，又名龙眼、益智、圆眼、荔枝奴和蜜脾等，是热带常绿乔木龙眼树的果实，龙眼树春季开花，冬季常绿，秋季结果，桂月（即农历八月）成熟，因此称桂圆。龙眼大小似荔枝，剥去外壳后即可见到白乳色果肉，透明，多汁，味甜。以核小、肉厚、味纯者为佳品。

桂圆分鲜果和干果两种：鲜果外壳白色或花白色，也有棕白色的，肉质鲜嫩；干果外壳红色或红黄色，赤若金丸，肉干而薄，不再有很多的水分，核黑如漆，一般作为补品、药品而远销各地。

【营养价值】

桂圆的果肉中含糖类、蛋白质、脂肪、膳食纤维、维生素C、烟酸和维生素K等多种营养成分，同时还含有灰分、钙、磷等元素和胡萝卜素、维生素B_1、维生素B_2、烟酸等。烟酸和维生素K的含量很高，是其他水果少有的。桂圆的糖分很高，包括可以被人体直接吸收的葡萄糖。

【保健功效】

桂圆既是佳果，又是良药。中医学认为，桂圆味甘，性温，具有补心健脾、养血安神、补精益智、壮阳强体等功效，可用于治疗心血不足、心悸怔忡、失眠健忘、贫血、自汗盗汗、脾虚泄泻及妇人产后浮肿诸症。

《神农本草经》说龙眼："主五脏邪气、安志、厌食，久服强魂魄、聪明。"《得配本草》说它："益脾胃，葆心血，润五脏，治怔忡。"《滇南本草》说它："养血安神，长智立敛汗，开胃益脾。"

桂圆有滋补作用，对病后需要调养及体质虚弱的人有辅助疗效，还是不可多得的抗衰老食品。桂圆对子宫癌细胞的抑制率超过90%。女性更年期是妇科肿瘤好发的阶段，适当吃些桂圆有利健康。

桂圆能使女性脸色红润，身材丰满，是古代丰胸最常用的食材之一。

桂圆的保健功效及药用价值都比荔枝高，桂圆可益脾气、养心神、补气血、滋补强身，可治疗体虚乏力、失眠健忘、血虚头晕等症。对女性来说，其保健功效更为显著。这主要是，桂圆含有多种营养素，有补血安神、健脑益智、补养心脾的功效，是健脾益智的食物，对失眠、心悸、神经衰弱、记忆力减退、贫血有较好的疗效。秋季气候干燥，易发生心神不安，出现心身不适，吃桂圆可缓解不适。

注意事项

体弱者、女性最适宜食用桂圆。桂圆作为水果宜鲜食，变味的果子不要吃。桂圆属温热食物，多食易滞气，产生内热。有上火发炎症状的时候不宜食用。每天吃10颗左右为宜。此外，素有痰火及湿滞停饮者应慎食，最好忌食。小儿及体壮的中青年人阳刚气较旺，因而也应少吃桂圆。女性妊娠后更应注意不要多吃桂圆。

桂圆不适宜肥胖症患者食用，桂圆所含葡萄糖成分较高，属高糖高热量食物，其果肉甘温滋腻，容易生痰助湿，肥胖症患者多食会加重病情。

桂圆不适宜口疮患者食用，桂圆肉易助痰助热，口疮患者应慎食，否则将会加重口疮症状。

桂圆不适宜肾功能异常者食用，桂圆中含钾较高，是肾病的大忌，患有肾衰竭、尿毒症等患者应慎食。同时痛风患者若食用过多桂圆，会引发关节肿痛。

【巧吃种种】

01 龙眼大枣粥

取桂圆 12 枚，大枣 12 克，花生米 15 克，糯米 50 克，红糖适量，同放锅内加水煮粥。早、晚各吃 1 次。适合体虚和智力障碍的人和贫血患者食用。

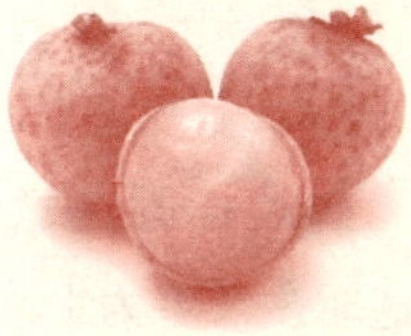

02 桂圆鸡蛋汤

桂圆 100 克，鸡蛋 1 枚，红糖适量。桂圆去壳，加温开水，放适量红糖，然后将鸡蛋打在桂圆上面，置锅内蒸 10 ～ 20 分钟，以鸡蛋熟为宜。将蒸好的鸡蛋、桂圆一起连汤服下，此方具有养血补气的功效。

03 桂圆鸡

净桂圆肉250克，肥仔鸡1只。将桂圆肉洗净，鸡宰杀后去毛，破腹去杂，剁去鸡爪，放入沸水中略烫后捞出，再用清水冲洗干净，放入砂锅内，加入清水、料酒，煮至八成熟时，再加入桂圆肉、白酱油、精盐，用小火炖约30分钟即成。适用于气血虚弱，脾虚泄泻水肿，肾虚遗精，产后乳少，久病体虚等病症。无病者食之滋养强壮，益智健脑。

04 补血膏

桂圆肉100克，黑芝麻40克，黑桑椹50克，玉竹30克，蜂蜜适量。将以上四物加水适量浸泡1小时，用文火煎煮，每半小时提取汁1次，共3次；将收到的汁液用小火浓缩，至稠如膏时，加蜂蜜1匙，稍煮沸即停火待冷。开水冲化饮服。此膏具有健脾益气，补血养肝之功效，适宜于贫血患者常服。

选购及保存

选购桂圆注意，壳薄肉厚且透明多汁者为上品。

桂圆怕沾水，洗完后应马上吃掉，以防腐烂变质，甚至霉变，吃后腹泻。桂圆不宜长放，如果久放，要有特别的环境和包装。

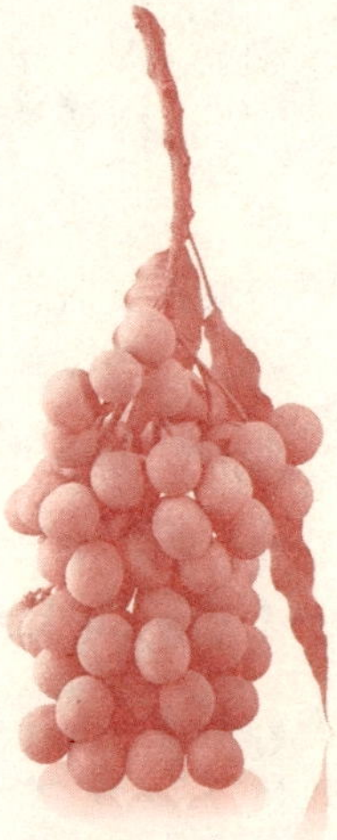

22 橙子

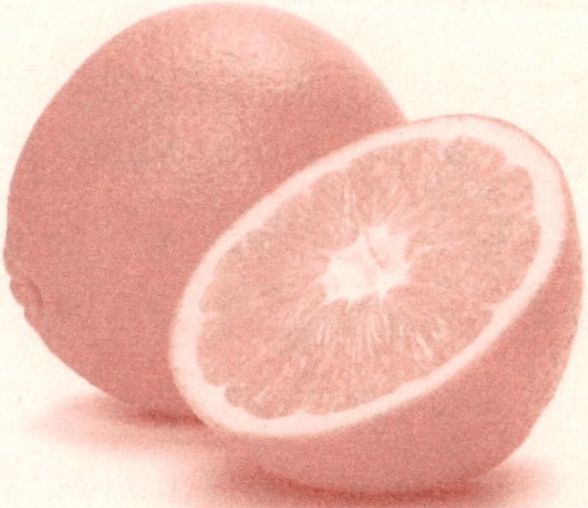

橙子又叫黄果、金环球、柳丁，分为酸、甜两种。酸橙味酸带苦，不宜食用；甜橙则颜色鲜艳，酸甜可口，外观整齐漂亮，是深受人们喜爱的水果。橙子也是走亲访友、探望患者的礼品水果之一。它种类很多，最受青睐的主要有脐橙、冰糖橙、血橙和美国新奇士橙。橙子被称为“疗疾佳果”。

【营养价值】

橙子含有丰富的维生素 C、β－胡萝卜素、柠檬酸、橙皮苷以及醛、醇、维生素 A 原、B 族维生素、烯类等物质。橙还含有镁、锌、铁、钙、磷、钾等矿物质，以及纤维与果胶。

【保健功效】

橙子可降低毛细血管脆性，防止微血管出血。对人体新陈代谢有明显的调节和抑制作用，可增强机体免疫力，具有疏肝理气、促进乳汁通行的作用，是治疗乳汁不通、乳房红肿胀痛的佳品。橙子果肉能解除鱼、蟹中毒，对酒醉不醒者有良好的醒酒作用。橙皮具有抑制胃肠道（及子宫）平滑肌运动的作用，从而能止痛、止呕、止泻等；促进肠道蠕动，加速食物通过消化道；宽胸降气，止咳化痰，对慢性气管炎有奇效，且无中枢抑制现象。橙子能增强毛细血管韧性，降低血脂，对高血压患者的治疗有裨益。橙子能保持皮肤光泽湿润，增强皮肤弹性。

橙含丰富的维生素、柠檬酸、果酸、果胶等成分。其维生素 C 含量非常高，能美白皮肤、增强抵抗力、预防流行性感冒；果胶能帮助脂类及胆固醇从人体排出，并减少胆固醇的吸收，从而起到降血脂的作用。橙还有解酒止呕、行气化痰、帮助消化、增加食欲等功效。

注意事项

橙味酸，一次不宜多食，每天 1 ~ 3 个。橙子可生食，也可榨成汁饮用。但是仅仅喝橙汁，保健效果将会大打折扣，从健康的角度考虑，最好吃鲜橙。

吃橙子前后 1 小时内不要喝牛奶，因为牛奶中的蛋白质遇到果酸会凝固影响消化吸收。

老年人吃橙子宜少，以免诱发心绞痛，腰酸腿软等症。如有口干咽燥、舌红苔少等肝阴不足症状的人士不宜吃橙，因为橙容易伤肝气、发虚热。糖尿病患者应忌食。橙子表皮可能有各种残留物，用清水洗后再食用。

吃完橙子后要及时刷牙漱口，以免伤害口腔和牙齿。

【巧吃种种】

01 橙子鲜果水

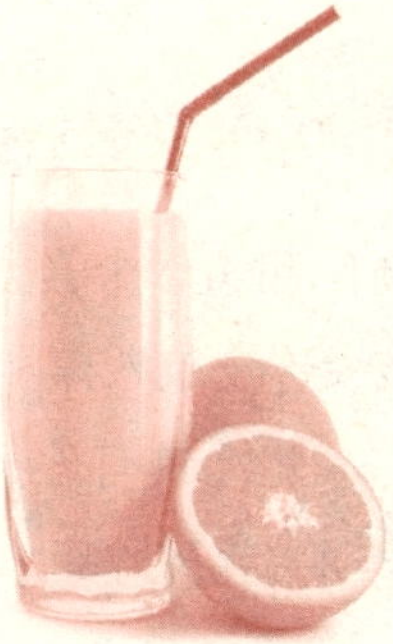

橙子100克，蜜糖1汤匙，苏打汽水100毫升。橙子洗净剥皮后，用榨汁机压汁后放入搅拌机，加入蜜糖稍搅拌，再加少量水，搅拌20～30分钟，慢慢注入苏打水即成。每天随意饮。此水具有清暑生津作用，夏日饮之解烦止渴，且能帮助消除疲劳。

02 橙子饼

鲜橙子（半黄无伤者）、白糖各1000克。橙子洗净，用小刀划成棱，放入清水中浸去酸涩味（每日换水），待软（1～2天）后取出，挤去核，再浸1～2天取出；将三棱针插入棱缝，触碎内瓤，然后入锅，用清水煮到七八分烂；趁热拌白糖后晾晒，待糖吃尽时，略压扁装瓶备用。日食1～2个。此饼具有宽胸理气，和中开胃，生津止渴等功效。适用于咳嗽咳痰，恶心食少，咽干口燥等病症。

03 香橙汤

橙子1500克，生姜250克，炙甘草末10克，檀香末25克。橙子洗净后，用刀划破，挤去核连皮切片；生姜洗净去皮，切成片；两者皆放入干净砂钵内捣烂如泥，再加入甘草末、檀香末，柔和捏作饼子，焙干研为细末，每服3～5克，入盐少许，沸汤点服。此汤具有宽胸顺气，醒酒的作用。可用治胸闷脘胀及醉酒等病症。

04 甜橙米酒汁

新鲜甜橙 2 个，米酒 1 ～ 2 汤匙。将橙子洗净，用刀划破挤去核，连皮放入榨汁机中榨汁，再调入米酒饮用。每日 1 ～ 2 次服完。此汁具有理气消肿，通乳镇痛的功效。适用于急性乳腺炎早期，乳房肿痛，乳汁不通者食之。

选购及保存

挑选色泽金黄、果皮光滑、没有斑点的果实，果实要饱满有弹性，用手掂量沉甸甸的，能散发出香气的果实。果蒂干瘪的，说明已经不新鲜了。

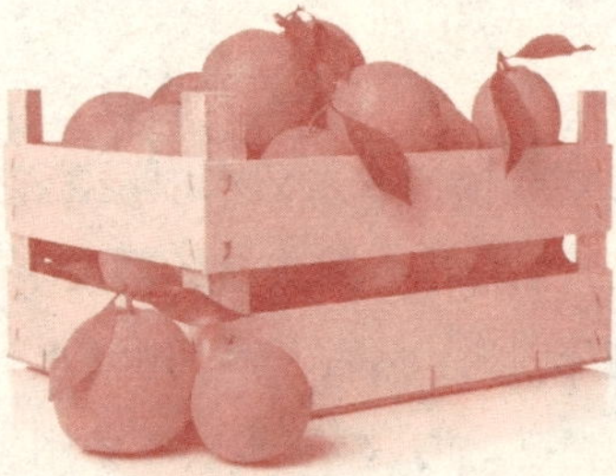

橙子要放在通风阴凉处，果实要分开，不要重叠，以免生热霉坏，放入冰箱的橙子也最好用网兜兜好，以保证通风良好。

23

椰子

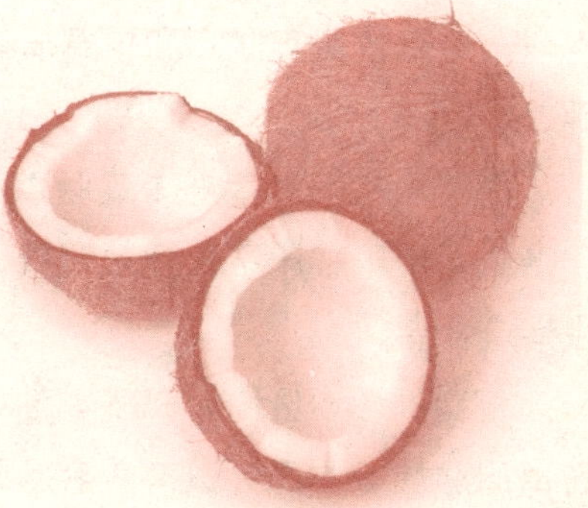

椰子，又称奶桃、可可椰子，俗称越王头，古城胥邪。属棕榈科常绿乔木椰子的果实。椰子是典型的热带水果，其外形似西瓜，外果皮较薄，呈暗褐绿色；中果皮为厚纤维层；内层果皮呈角质。果肉清脆可口，果内部有一个储存椰浆的空腔，果实成熟时，空腔内充满了清如水、甜如蜜，晶莹透亮的椰子汁，是极好的清凉解渴之品。由于椰汁中的镁含量高，是补充人体体液的理想饮料。当腹泻或其他原因导致体液丧失或脱水时，口服新鲜椰汁极有效。

【营养价值】

椰子营养丰富，椰汁及椰肉中均含有蛋白质、果糖、葡萄糖、蔗糖、脂肪、维生素、钾、钙、镁等多种营养成分。其果实越成熟，所含蛋白质和脂肪也越多，是其他一般南方水果所不能比拟的。

【保健功效】

椰子中含有丰富的糖、脂肪、蛋白质、B族维生素、维生素C、钾、镁等，能够有效地补充人体所需的营养成分，有提高机体抗病能力的作用。

椰子中含有丰富的钾、镁等微量元素，其成分与细胞内液相似，可有效纠正脱水和电解质紊乱的症状，从而达到利尿消肿之功效。

椰子中有一种能够杀灭肠道寄生虫的物质，可驱除姜片虫和绦虫，用于临床不仅疗效可靠，且无毒副作用，是理想的杀虫消疳食品。

椰肉的含油量约为35%，油中包含油酸、月桂酸、脂肪酸、游离脂肪酸等物质，具有美容、防治皮肤病的作用，有利美容养颜。

椰子是典型的热带水果。椰子果壳坚硬，果肉黏附在果壳内侧，也非常硬脆，果肉内是清甜鲜美的椰子汁。椰子肉有补益脾胃、杀虫消疳、美容护肤等功效；椰子内果皮里是椰汁，又叫椰乳，是人们非常喜爱的清凉饮料。椰肉、椰汁皆性温热，味甘甜。椰子汁则有生津利水、强心润肺的作用。

夏季消暑以椰子汁为佳；较嫩的椰子果肉可以嚼食，有独特的甘香味，较老的果肉可以用来煲汤，汤质清润鲜甜，也有很好的消暑健脾功效。

注意事项

椰子内果皮为一层坚硬的木质层，切开后可见白色胚乳，约有1厘米厚，俗称椰肉，含有脂肪和椰汁。椰子可以切开木质层，吃椰肉，也可以打一孔插入吸管饮椰汁解渴。

椰子除生食和药用外，主要用来制作椰子酱和椰子酒，用于清暑、解渴，也可用来制糖果和糕点等。

体内燥热的人不宜常吃椰子。长期睡眠不佳，爱吃煎炸食物，容易发脾气或口干舌燥的话，千万不要多吃椰子。心力衰竭患者不宜食用椰子，以免加重心脏负担。凡大便溏泄者忌食椰肉。椰汁性偏温热，不宜过量饮用。病毒性肝炎，脂肪肝，支气管哮喘，高血压，脑血管意外，胰腺炎，糖尿病等患者忌食。

椰汁离开椰壳味道则变，上午倒出的椰汁较甜，下午较淡。

椰子性温，吃椰子也要限量，椰汁每次 1 杯（约 150 毫升），椰肉每次 30 克。

椰子的外皮中藏污纳垢，用尖刀挖洞取汁时，一定要用水先将椰子外皮清洗干净，并用干净布擦干，以免挖洞后，椰汁受到污染。

【巧吃种种】

01 椰子汁

椰子 1 个，去外皮，锯开壳取汁饮用，每日 3 次。此汁具有生津利尿，止咳除烦的功效。适用于暑热解渴，汗多津伤，肌肤水肿及小便短赤等病症。健康者常饮也有润肤美容的效果。

02 椰子鸡块

椰子 1 个，鸡肉 500 克。将椰子去外皮，锯开顶端，倒出椰汁后放入沸水锅内煮 20 分钟，捞出备用；鸡肉洗净，剔除鸡骨，切成鸡丁；鸡丁放入椰子内，加食盐、味精、料酒、白酱油、葱、姜后拌匀，再倒入鸡汤，盖好盖，放在炖盅中，上笼蒸至熟透即成。

此菜具有补益脾胃，祛虫消疳的功效。适用于脾胃虚弱，食欲缺乏，体倦乏力，虚弱羸瘦，小儿虫积等病症。

03 椰肉糯米粥

椰子 1 个，糯米 200 克。先将椰子去外皮，锯开顶端倒出椰汁；然后将椰肉切成 1 厘米见方的小块备用；将糯米洗净，加入椰肉块和适量清水，以小火煮成粥，待温食用。此粥具有健脾开胃，增进饮食之功效，适宜于病后体弱，食欲缺乏等患者食之。

04 椰子红豆薏苡仁汤

椰肉 250 克，椰子汁 100 毫克，红豆 50 克，薏苡仁 150 克，红糖 15 克。将红豆、薏苡仁淘洗干净，放入水中浸泡约 4 个小时；把椰肉与椰汁放入榨汁机中，榨成椰浆奶；锅中倒入约 1000 毫升的清水，加入红豆、薏苡仁、椰浆奶，蒸煮至熟烂，即可食用。适用于四肢乏力者，有补血补气功效。

选购及保存

椰子的品种繁多，一般按树形高矮、果形大小、果皮颜色、肉质来进行分类。按属性分有高椰、矮椰。按果形分解有大圆果、三棱果、细果三种，其中细果最好，品质优，含油量较高。按果色分，外果皮青色叫青椰，红色叫红椰，白色叫糯椰，果蒂有红圈的叫红蒂椰。按肉质分有糯米种和沙米种，糯米种果肉柔软，味甜可口；沙米种肉粗味淡。

椰子只要切开或切口就要食用，否则很快会变质，如果原形不动，放在阴凉通风处，可保存几日。

24 柿子

（附柿霜）

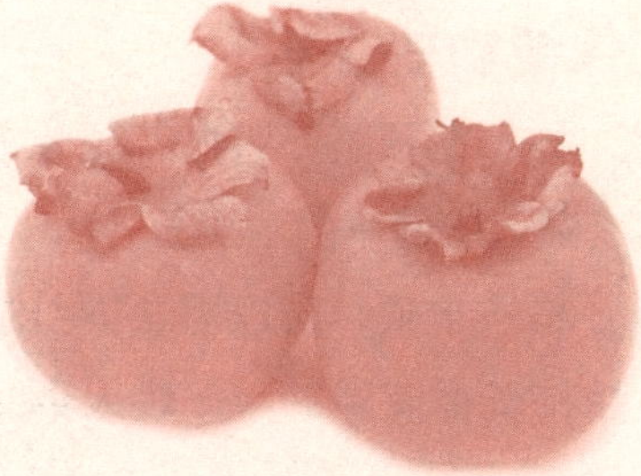

柿子又名米果、猴枣、红柿、大盖柿等。柿科柿属的一种，它在中国是人们比较喜欢食用的果品，甜润可口，营养丰富。不少人还喜欢在冬季吃冻柿子，别有味道。在日本，柿子是第三种重要的水果（仅次于柑橘和葡萄）。秋天待柿子发红或黄熟后采收，放于避风处，软透后即可去皮食用。也可将青柿用温开水浸泡24小时后啃食，无涩味，但不如软熟红柿味道鲜美。柿树多生长在我国北方山区，俗语有“七月核桃八月梨，十月柿子串满集”。可见，10月份是柿子成熟的时节。鲜柿子摘下后，可晾成柿饼，水分大为减少，便于保存，吃时也别有风味，更甜，吃起来像蜜饯；还可冷冻，吃起来像冰棍。

【营养价值】

柿子内糖类、维生素和膳食纤维的含量比较高。

柿子的营养十分丰富，还含有单宁、柿胶粉、蛋白质、脂肪和胡萝卜素等多种营养成分。另外，磷、铁、锌、铜、钙、碘等矿物质的含量也很高，除了锌和铜的含量比苹果低以外，其他成分均是柿子占优。

维生素C含量很高，假如1个人每天吃1个柿子，摄取的维生素 C，基本上能满足 1 天需要的 1/2。

【保健功效】

柿子在预防心脏血管硬化上的作用，远大于苹果，故被称为有益心脏健康的水果王。

柿子含碘，所以因缺碘引起的地方性甲状腺肿大的患者，食用柿子很有帮助。一般人平时经常食用，对预防碘缺乏也大有好处。

柿子有养肺胃、清燥火的功效。可以补虚、解酒、止咳、利肠、除热、止血，还可充饥。柿饼具有涩肠、润肺、止血、和胃等功效。

秋季气温干燥，人多脾胃不和、肺燥咳嗽。柿子润肺生津，化痰软坚，涩肠健胃。《本草纲目》载，“柿乃脾、肺、血分之果也，其味甘而气平，性涩而能收，故有健脾涩肠、治痰止血之功。”柿子含果胶，有良好的润肠通便作用，可防治便秘。

秋季正是柿子收获季节，人们适当吃些柿子，有健身防病功效，也为冬季防病打下基础。故，秋季吃柿正当时。

注意事项

不要空腹吃柿子，空腹吃柿子易患柿石症。柿子中的鞣酸、果胶等成分会在胃酸的作用下形成硬块，无法排出时就会滞留在胃中形成胃柿石，所以，柿子宜在饭后吃。应尽量少食柿皮。柿子鞣酸多存在于柿皮中，易引起胃柿石症。

食用柿饼时，表面的柿霜不要丢弃。《本草纲目》记载：

柿霜乃其浸液，生津化痰，清上焦心肺之热，治咽喉口舌疮痛。

柿子含单宁，易与铁质结合，从而妨碍人体对食物中铁质的吸收，所以贫血患者应少吃为好。柿子不要与含高蛋白的蟹、鱼、虾等食品一起吃。中医学认为，虾蟹与柿子都属寒性食物，故而不能同食。从现代医学的角度来看，含高蛋白的蟹、鱼、虾在鞣酸的作用下，很易凝固成块，形成胃柿石。

慢性支气管炎者不适宜食用柿子，患有慢性胃炎、消化不良等胃动力障碍及胃大部切除术后的人，不宜食柿子，因柿子中的鞣酸会加重胃部不适。

柿子含糖量较高，故糖尿病患者不宜食用。

吃柿子必须熟透，否则有涩感，麻嘴。

【巧吃种种】

01 蒸柿饼

将柿饼放于饭上蒸熟食，用于肺热咳嗽。或以柿子切碎煮汤饮，用于产后嗽逆，气乱心烦。

02 酿柿子

新鲜脱涩柿子 8 个，菠萝 100 克，葡萄干、核桃仁、蜜枣各 50 克，奶油 200 毫升，白糖 200 克。将柿子洗净，去蒂、皮、核后，切成柿丁，核桃仁切碎，菠萝洗净去皮切成碎丁备用；

以上三味与蜜枣、葡萄干一起放入盆内，加入白糖并拌匀，然后将奶油均匀挤在上面即可食用。本食品具有润肺止咳，养胃生津，补气养血的功效。适宜于阴虚干咳，味燥口渴，大便秘结，气血虚弱等病症。

03 柿子汁

未成熟柿子 2 个。将柿子洗净，去柿蒂、皮、核，捣烂后绞取汁，加入 50 毫升温开水并搅匀，每日饮用 2 次。本汁具有清热平肝的功效，可治疗地方性甲状腺肿，高血压等病症。

04 夹心柿饼

取柿饼 6 只，青黛 18 克，绿豆沙 15 克。先将柿饼去蒂洗净，上笼蒸 30 分钟，取出，待冷却后，去除柿核，逐个纳入青黛和豆沙，复上笼蒸 5 分钟，每晚睡前服 1 个，连服 6 天。此饼具有清肺止咳，凉血止血的功效。适用于肺热咳嗽，痰中带血等病症。

选购及保存

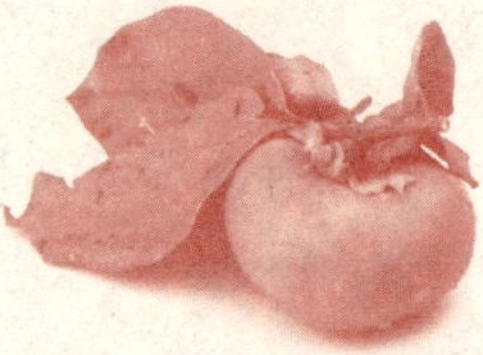

选购质硬的柿子应选择橙黄色，外表完整、光滑而有光泽，没有挤压伤的；质软的柿子应选择黄色，外表光滑完整的。

质硬的成熟柿子可在自然状态下保存 2 ~ 5 个月，变软后即可食用，经特殊处理除去涩味后的柿子，不宜长时间存放，以免变软、变质，放入冰箱冷藏可保存 3 ~ 5 天。冬季保存可以放到室外阴凉处冻起来，可以随时化开洗净食用。

附：柿霜

柿霜就是指柿饼外面的白霜粉。

新鲜的柿子里含有大量水分，还含有葡萄糖和果糖等，当它被晒成柿饼时，水分逐渐蒸发，果肉里所含的葡萄糖和果糖便随着渗透到表皮上来，果糖味道很甜，容易吸收水分，在它渗透到柿饼的表面时，就抓住空气中的水分，黏附在柿饼的表皮上，类似蜜饯外面的糖浆。

葡萄糖的甜味不如果糖，不容易抓住空气中的水分，它渗透到柿饼的表皮上时，就成为一层白色的粉末，正好把黏附在柿饼上的果糖包住，使得整个柿饼都是干燥的，所以，柿霜的成分主要是葡萄糖粉末。

柿霜，具有清热润燥、化痰止咳之功效，是治疗口舌生疮、咽干喉痛、口腔溃疡的良药。口舌生疮、咽喉肿痛者，可取柿霜适量，涂患处，每日数次。

25

菱角

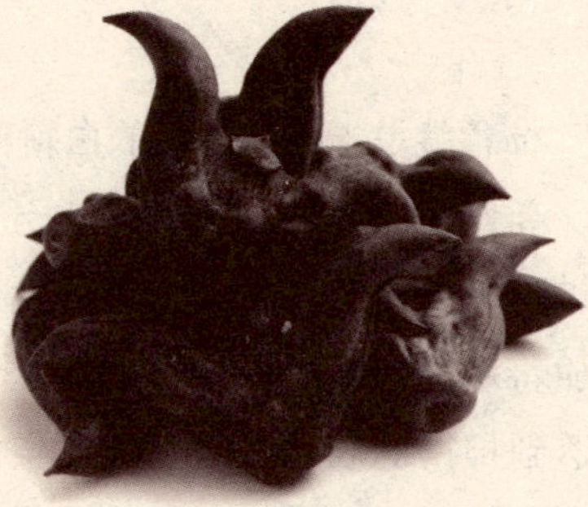

菱角，又称菱、水菱、乌菱、龙角、水栗、沙角、腰菱、老菱和水上庄稼等，是菱科1年生蔓生性水生草本植物菱的果实。菱普遍分布于长江以南，北方有少量栽培。品种有红菱、二角菱、三角菱、四角菱和无角菱（圆角）等，主要作粉用和菜用。常见的优良品种有浙江嘉兴的和尚菱、广州的五月菱和七月菱、江苏吴县的小白菱和苏州的水红菱等菱角，早春播种，夏秋成熟，也有野生。

菱角性凉味甘，鲜食可作水果，干食可制淀粉，煮熟后性平味甘，可作为粮食充饥，一果多用。其种仁称为菱米或菱肉，风干后变软。

菱角在8月以前上市的多宜鲜食，8月以后上市的多宜熟食。

【营养价值】

菱角肉嫩洁白，清甜爽口，营养丰富。菱角含麦角甾四烯、β－谷甾醇、果糖、葡萄糖、蛋白质、钙、磷、铁、维生素C、维生素B_1、维生素B_2等。

【保健功效】

消暑解热，除烦止渴，益气健脾。主治热病伤津，口渴心烦，酒后烦渴及脾虚泄泻等病症。

研究发现菱角有抗癌作用。有人曾用菱肉30～60克、薏苡仁30克煎汤服用，治疗食管癌、子宫颈癌、乳腺癌，有一定疗效。

菱为水生果品，性清凉甘润，善清血热可使皮肤白润宜人。消暑醒酒，菱性凉滋润，生食有清暑解热，除烦止渴的作用。连壳捣碎水煎后取汁服，有解酒精中毒的功效。

菱角味甘，性凉，生津养胃，益气健脾，对去暑热，善胃肠，促食欲有明显效果。吃菱角使人精神爽快，胃口大开，对健康过夏有益。

具体来说，菱角鲜食，对舌燥口干、烦渴、声哑、尿少、尿黄、便秘、痔病、手足掌心发热、高血压病、动脉硬化、冠心病、水肿、消化不良及厌食油腻等病症有明显的预防效果。适宜于虚热口渴，胃酸缺乏，消化不良以及慢性痢疾肠炎之人食用。

注意事项

菱角鲜食以嫩菱为好，熟食则以老菱为佳。菱其性寒凉，多食易致腹胀，生食不宜过量。

可将菱角与肉炒食，美味可口，是既营养又诱人的佳肴。

对热性体质的人来说，无论生吃还是熟吃菱角，都很适宜。但是，对身体虚弱，脾胃功能较差，性功能较差的人来说，菱角就不是适宜的果品，最好忌吃。一般人食用时以熟食为好。鲜食过多损阳助湿，所以胃寒脾弱之人应忌食。老人多食会造成滞气。胸腹满胀者也应忌食。

【巧吃种种】

01 菱粉糕

菱角、糯米粉各500克，白糖50克。将成熟菱角剥去壳，晒干研成细末，和糯米粉，加白糖拌匀，入笼屉旺火蒸熟，取出切块即成。菱粉糕洁白如雪，甜润软糯，是清代一道著名食品，具有健脾胃，益气力的功效。

02 菱角烧草菇番茄

鲜红菱、罐装草菇各250克，鲜番茄100克，姜末、料酒、湿淀粉各适量。将红菱洗净，以清水入碱烧开，用笊篱不停推擦，待菱衣脱落后，捞出菱肉，再用清水漂洗干净，沥去水液；草菇剖开；番茄用开水冲泡后去皮，剔去籽，放入清水内稍浸，捞出切成红菱状；将锅放火上，加入适量花生油烧热，下菱肉、草菇，放入姜末、味精、料酒、番茄、精盐，待烧沸后，用湿淀粉勾芡，出锅装入盘中即成。此肴鲜香清爽，具有健脾开胃，消暑祛湿的功效。

03 菱烧豆腐

鲜菱角500克，嫩豆腐2块，葱花少许。菱角去皮壳，洗净，切成两半；豆腐洗净，切成小块，放入沸水锅内略汆后捞出，沥去水；将锅放火上，加入猪油烧熟，下葱花煸炒，倒入清汤，加入菱角、豆腐，放入精盐、味精、酱油，加盖焖3分钟，用湿淀粉勾芡，淋入芝麻油，起锅装盘即成。此肴清淡可口，具有健脾生肌、杀菌功效，对皮肤疮疡患者有一定食疗作用。

04 红菱汁

新鲜红菱 1000 克，白糖适量。红菱洗净，剥去外壳，捣烂，绞取自然汁，放置 1 夜，再入白糖少许，隔汤炖略温，即可饮用。暑热季节饮用红菱汁，具有清暑解热，除烦止渴的功效。

选购及保存

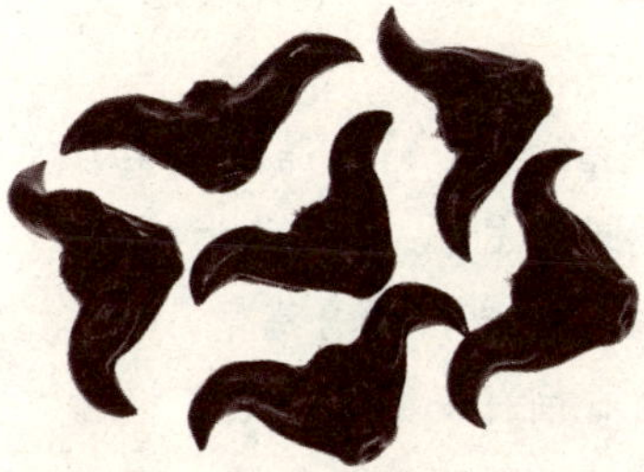

购买菱角质量要求是：嫩果形态端正，充实饱满，果肉洁白清香，无病虫害；老果肥壮充实，果壳坚硬，菱粉味甜。

菱角鲜食为佳。其种仁称菱米或菱肉，风干后变软，可在阴凉处存放数日。

26 石榴

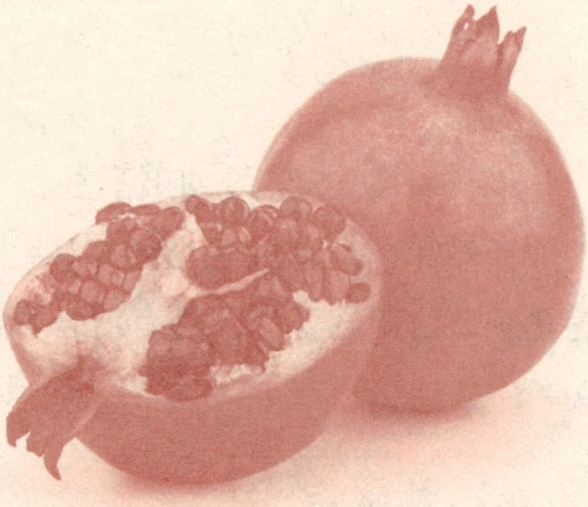

石榴，又称安石榴、海石榴、丹若等。石榴树是一种落叶灌木，高可达7米，有很高的食用和观赏价值。石榴的花和果实素有“天下名花”“九州齐果”之誉。

成熟的石榴皮色鲜红或粉红，常会咧开，露出晶莹如宝石般的籽粒，酸甜多汁，虽吃着麻烦，却回味无穷。因其色彩鲜艳、子多饱满，常被用作喜庆水果，象征多子多福、子孙满堂。

陕西临潼甜石榴、江苏南京冰糖石榴、安徽萧县酸石榴和怀远粉皮石榴、河南辉石榴、云南蒙自大粒石榴、新疆叶城大石榴、北京大甜石榴等都久负盛名的。

【营养价值】

现代营养学认为，石榴果实与果皮中含有石榴皮碱、鞣质、苹果酸、柠檬酸、葡萄糖、果糖、蛋白质、脂肪、膳食纤维、铁、钙、磷、维生素C等。维生素C的含量比苹果、梨都高1～2倍，果汁含量占总重量的36%～61%。

【保健功效】

石榴有帮助消化的功效，很适于老年人和儿童食用。

石榴有明显的收敛作用，能够涩肠止血，加之具有良好的抑菌作用，所以是治疗腹泻、出血的佳品。

石榴汁在抵抗心血管疾病的临床试验上非同寻常，是一种比红酒、番茄汁、维生素 E 等更有效的抗氧化果汁。日本医学界用石榴的果实治疗肝病、高血压、动脉硬化，取得了一定的效果。

石榴有奇特的抗氧化能力。以色列研究证明，如果每天饮用 55 ~ 85 克石榴汁，连续饮用 2 周，可将氧化过程减缓 40%，并可减少已沉积的氧化胆固醇。即使停止饮用，这种奇特效果仍将持续 1 个月。

石榴汁的多酚含量比绿茶高得多，是抗衰老和防治癌瘤的超级明星。

石榴在我国各地均有种植，在南方可变为常绿植物，从 5 月开始开花结果，既供欣赏，又供食用，直至霜降收获。所以，秋吃石榴正当时。

石榴有收敛作用，能涩肠止血，有明显的杀菌作用，可预防秋季腹泻，老年人吃石榴还可以抵抗血管疾病，防治心脑血管病。高血压、动脉硬化、肝病者，多吃些石榴可缓解病情，安全度过秋冬。

注意事项

石榴剥开，去皮吃子，可以连子皮、子水一起吃下。剥皮前应将石榴外皮洗净，防止污物、细菌污染石榴子。

石榴一次不可多吃，吃一个为宜，多者不可超过 2 个，石榴多食损齿；石榴酸涩有收敛作用，感冒及急性盆腔炎、尿道炎等患者慎食；大便秘结者忌食。

【巧吃种种】

01 鲜石榴水

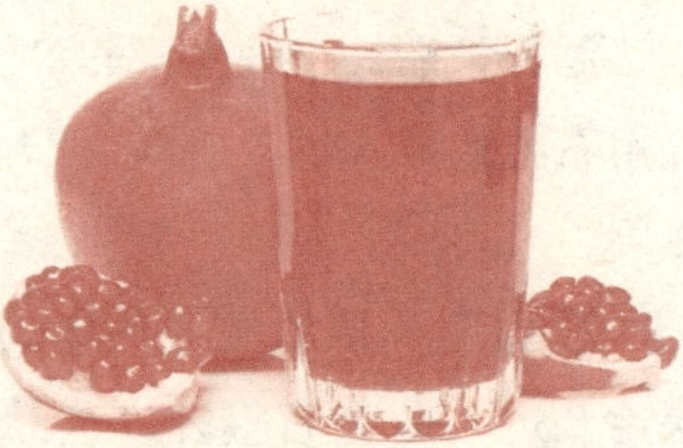

鲜石榴2个。将其洗净后剥取其肉，捶碎置杯中，以开水浸泡过其面，捞出，晾晒后，一日含漱多次。该水具有杀菌镇痛，消炎消肿，促进溃疡愈合的功效。适用于扁桃体炎、喉痛及口腔黏膜溃疡等病症。

02 石榴开胃饮

鲜石榴1个，生姜、茶叶各适量。将鲜石榴洗净，连皮带籽一起捣碎取汁；生姜洗净，切薄片上火加水煮开，然后将石榴汁倒入，待其煮沸后加进茶叶，略煮一下，离火，略凉即可。此饮具有开胃止痢的功效，适用于食欲缺乏，消化不良，呕吐，痢疾，久泻，便血等病症。

03 石榴皮糖软

石榴皮30克，红糖适量。将石榴皮洗净，放砂锅内，加入适量水，煮沸30分钟，加入红糖适量，搅匀滤汁即成。此饮具有涩肠、止血的功效。适用于脾虚泄泻，久痢，便血，脱肛，滑精，带下，虫积腹痛等病症。

04 石榴皮蜜饮

石榴皮 90 克，蜂蜜适量。将石榴皮洗净，放在砂锅内，加水适量煎煮沸 30 分钟，加入适量蜂蜜，煮沸滤汁去渣。此饮具有润燥，止血，涩肠的功效。适用于治疗崩漏带下，还可用作辅助治疗虚劳咳嗽、消渴、久泻久痢、便血、脱肛、滑精等病症。

选购及保存

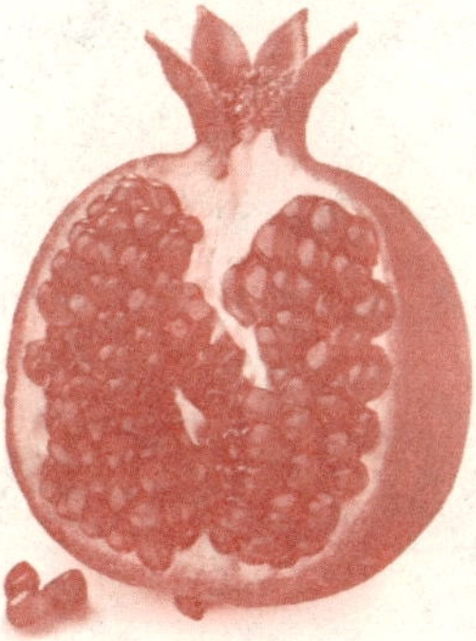

石榴的外皮呈黄色、红色或粉红色，以果大皮薄、果子外皮味鲜汁多和酸甜适度者为佳。好石榴口味甘或酸或甜酸兼有。

石榴不宜在正常温度下长期保存，只可放置 1 周，长期保存和运输，需要格外包装。

27 火龙果

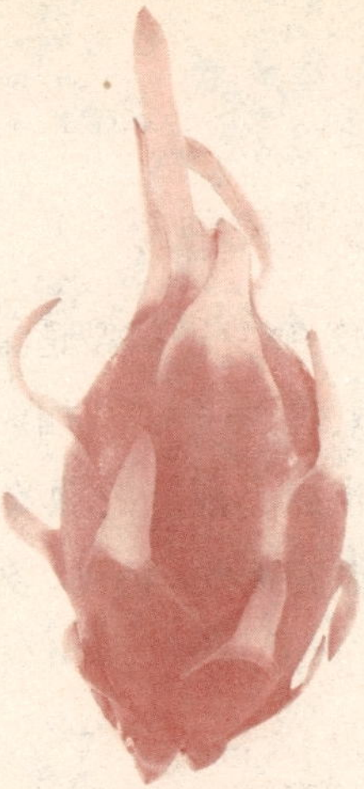

火龙果，又名红龙果、青龙果，仙人掌科。火龙果是橄榄状果形，果皮颜色为紫红色，艳丽迷人，火龙果是果中之王，果肉雪白或血红，甜而不腻，清淡中有一点芬芳，胜似“哈密瓜”。果肉内洁白晶莹，内藏密密麻麻的黑籽。火龙果在我国台湾栽培较多，目前已在海南、广西、广东、福建等省区兴起，潮汕地区也见有零星栽培。火龙果生长期很少遭受病虫害的侵袭，因此不需要喷洒农药，是一种无污染的水果。

【营养价值】

火龙果营养丰富，其果肉中含有脂肪、胡萝卜素、维生素 B_1、维生素 B_2、维生素 C、维生素 E、果糖、葡萄糖等营养成分，还含有一般水果少有的植物性蛋白及花青素。火龙果富含水溶性膳食纤维及镁、锌、铁、磷等，是一种低糖、低热量、高纤维的水果。

【保健功效】

火龙果的颜色因品种不同而有差异。其中红肉的火龙果含有花青素最多。越来越多的证据表明，疾病、衰老、肿瘤等许

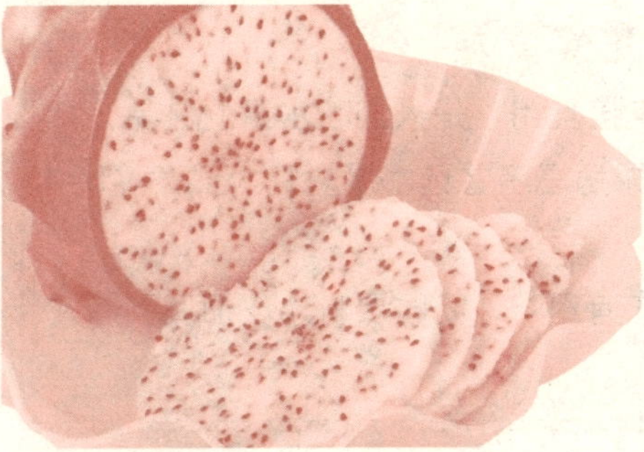

多生理和病理变化，都和生物体内的氧化作用有关，花青素是一种效果明显的抗氧化剂，能有效防止血管硬化，从而阻止心脏病发作、血管硬化和血凝块形成引起的脑卒中；它还能对抗自由基，抗衰老；还可抑制痴呆症的发生。

火龙果富含一般蔬果中较少有的植物性蛋白，这种有生物活性的清蛋白会自动与人体内的重金属离子结合，通过排泄系统排出体外，具有解除重金属中毒的作用。

火龙果是一种低热量、高纤维的水果，是防止便秘、减肥养颜的理想水果。经常食用火龙果能降低血脂、血压；火龙果含有丰富的水溶性纤维素，对排毒养颜、促进肠胃蠕动，治疗便秘有较好的作用；火龙果甘甜多汁、软滑甘美，有清热降火、润肺明目、润肠滑肠等功效。

中医学认为火龙果味甘、性凉，具有生津止渴、清热凉血、通便利尿之效，由于火龙果热量低、甜度不高，适合糖尿病患者食用。还可促进胃肠道消化，降低胆固醇，降低血压，防治心脑血管疾病。

火龙果果皮颜色鲜亮艳丽，果肉洁白晶莹，色泽嫣红诱人。火龙果是一种低热量、高纤维的水果，是减肥养颜的理想水果。常吃火龙果能降低血脂血压，特别是其所含水溶性纤维素，有排毒养颜、促进肠胃蠕动的作用，对便秘有很好的治疗作用。追求养颜美容的女性应在冬季吃些火龙果，会更健美。

注意事项

火龙果一般主要是直接食用，是人们吃水果的佳品，特别是有利于降血糖，是糖尿病患者首选水果。每次吃1/2个（约60克）。

火龙果粉红色的外皮有涩味，吃时要将外皮彻底剥除，以免影响口感。

【巧吃种种】

01 火龙果酸奶

火龙果去皮，切小块，浇入酸奶，拌食。此品能促进消化液的分泌，增加胃酸，促进消化，养颜美容。

02 火龙果虾仁

火龙果去皮切块，放入锅内，加入虾仁，稍炒即可。是降血压、减肥、瘦身美容的吃法。

选购及保存

火龙果有红皮白肉、红皮红肉、黄皮白肉、黄皮黄肉、红皮绿肉、五彩肉等品种。其中以红肉火龙果最佳，鲜红色外皮靓丽夺目，果肉也为红色，单个果重800克左右，果肉甜而不腻。

火龙果以皮薄、肉软、果粒大、色泽鲜红的为佳。国产火龙果一般要比进口的品质好。因为火龙果熟透后甜度高，而进口的为了克服长途运输保存的问题，多半在果皮稍红时就采收下来，没有自然熟透的甜。火龙果买回家后应尽快食用，否则要放入冰箱冷藏。

28 山楂

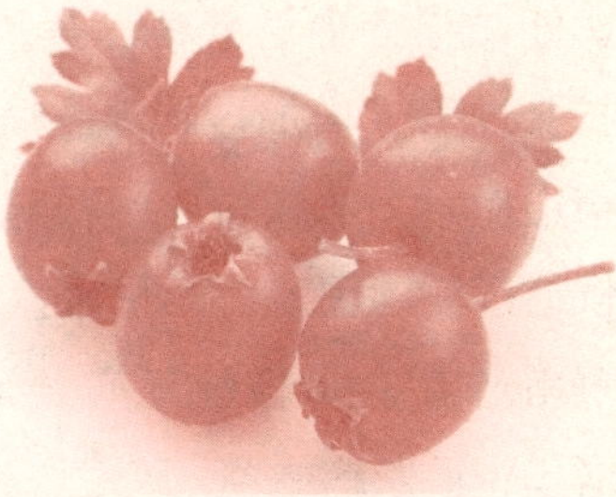

山楂，又名山里红、红果、酸楂、棠球、胭脂果等，是一种名叫山里红的落叶乔木或灌木植物的果实，性微温，味甘酸。山楂树又叫山里红树，多为野生，近年也有人工栽植。野生山楂大小不匀，易受虫害，质量好的不多；人工植培的山楂个大，匀称，少有病虫害，品质较好。山楂作为鲜果采收后，较少上市，一般用于制药或制成糖葫芦、山楂饼、山楂片、山楂糕、山楂丸、山楂冲剂和山楂酒等投放市场。常吃山楂制品能增强食欲，改善睡眠，保持骨骼和血液中钙的恒定，预防动脉粥样硬化，使人延年益寿，故山楂被人们视为“长寿食品”。

【营养价值】

山楂肉中，含水分 72% 以上，还含有蛋白质、脂肪、膳食纤维、糖类、维生素 A 原（胡萝卜素）、维生素 C、维生素 E、钙等。另含有三萜类和黄铜类成分，在黄铜类成分中，还有一种具有抗癌作用的牡荆素化合物，对盐酸氮芥等 12 种抗肿瘤药物的致癌变毒性有明显的拮抗作用。山楂中含有的槲皮黄苷、金丝桃苷等物质，有扩张血管、促进血管排痰平喘之功。

【保健功效】

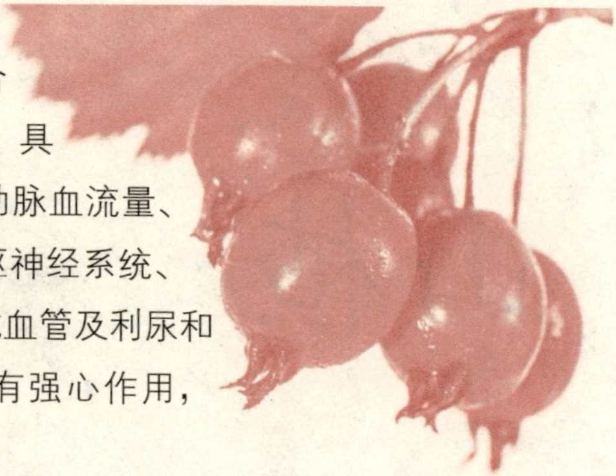

山楂含黄铜类化合物，能防治心血管疾病，具有扩张血管、增加冠状动脉血流量、改善心脏活力、兴奋中枢神经系统、降低血压和胆固醇、软化血管及利尿和镇静等作用。山楂酸还有强心作用，对老年性心脏病有益。

山楂能开胃消食，特别对肉食积滞的消食作用更好。很多助消化的药中都采用了山楂，如山楂丸。

山楂有活血化瘀的功效，有助于改善局部瘀血，对跌打损伤有辅助疗效。

山楂对子宫有收缩作用，在孕妇临产时有催生之效，并能促进产后子宫的复原。

山楂所含的黄酮类化合物和维生素 C、胡萝卜素等物质能阻断并减少自由基的生成，能增强机体的免疫力，有防衰老、抗癌的作用。

山楂中有平喘化痰、抑制细菌、治疗腹痛腹泻的成分。

冬季是蔬菜的淡季，数量少，品种单调，往往造成食欲缺乏，消化不良。尤其北方这一现象更为突出。因此，冬季应多吃富含维生素的食物。

山楂含维生素 C、胡萝卜素多，可以补充维生素的不足。山楂开胃消食，特别是对肉类食物积滞。人们可在冬季吃些山楂，提高食欲。

注意事项

山楂会刺激子宫收缩，孕妇不宜食用，否则易引起流产。

空腹时不可多吃。山楂具有降血脂作用，血脂过低者多食山楂会影响健康。

不宜用铁锅煮山楂，因为酸性果品中含有果酸，遇到铁后会引起化学反应，产生低铁化合物，人吃后可能引起中毒。

山楂味酸。食之过多，使人易饥破气，损齿倒牙，脾胃虚弱者慎食。儿童正处于牙齿更替时期，贪食山楂或山楂片、山楂糕，对于牙齿生长不利。食用后还要注意嗽口，以防伤害牙齿。

【巧吃种种】

01 山楂核桃仁

取鲜山楂 50 克，核桃仁 150 克，白糖 25 克，加水稍煮，代茶频饮。有滋补通便之功效，可用于防治因津液亏损引起的口干燥渴及便秘。

02 山楂肉片

将猪瘦肉 100 克去筋、洗净；山楂去杂质洗净，拍破；姜葱洗净，姜切片、葱切节。用 50 克山楂加水适量，在火上烧沸后，下猪瘦肉共煮至六成熟，捞出肉晾凉后切成 5 厘米长的粗条。用酱油、姜、葱、料酒、花椒将肉条拌匀，腌 1 小时，沥去水分。

炒锅置火上，将油烧热，投入肉条炸至呈黄色捞起，沥去油。将山楂略炸后，再将肉干倒入锅内，反复翻炒，微火烘干，放入香油、味精、白糖和匀起锅装盘即成。适宜脾虚食滞，患高血压病、高脂血症的中老年人食用。

03 山楂糕

生山楂1000克，莱菔子30克，神曲20克，琼脂、白糖各适量。将山楂洗净，加水煮山楂、莱菔子、神曲，待黏稠后晾凉凝结成山楂糕块，切块吃。此糕酸甜可口，色泽红润，具有健脾和胃，顺气消食的功效，可用于治疗消化不良，小儿厌食等病症。

04 山楂莲子汤

山楂150克，净莲子200克，白糖适量。将莲子洗净，山楂去皮核洗净；锅内放莲子，加水煮至莲子熟，再加入山楂、白糖煮至山楂熟烂即成。有消食开胃，补气提神的功效，能滋补身体，益智健脑，延年长寿。

选购及保存

新鲜成熟山楂外表呈深红色，鲜亮而有光泽，果实丰满、圆鼓而有光泽，叶梗新鲜。过熟的或存放时间长的山楂外皮皱缩、颜色晦暗、叶梗枯萎干瘪。

山楂较易保存，但存放不当（如受潮、受热、受损等）也会腐烂，由于它的颜色深红，腐烂的地方常常不易引起人们的注意，发软、棕色斑点、露肉、发霉都是腐烂的标记。

29 橄榄

（附橄榄油）

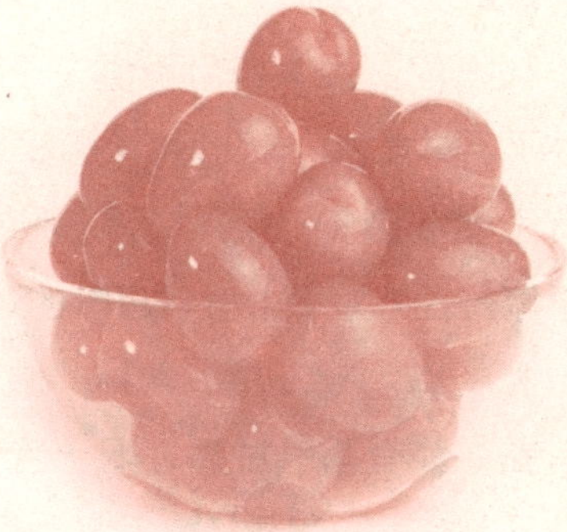

橄榄又名青果、白榄、忠果等，橄榄是一种硬质肉果，初尝橄榄味道酸涩，久嚼后方觉得满口清香，回味无穷。土耳其人将橄榄、石榴和无花果并称为“天堂之果”。橄榄盛产于广东、广西、福建、台湾和海南等地。果实呈长椭圆形，两端稍尖，绿色或淡黄色，有的地方称其为青橄榄，北方人叫青果。我国的橄榄分为白榄和乌榄两种。白榄也叫青榄、山榄，可以生食；乌榄果实为紫黑色，不可生食，专用于制造榄豉，供调味用。著名的白榄产于福建闽侯。

【营养价值】

在完全成熟时，果肉含油量达15% ~ 35%，果核占果实重量的15% ~ 35%，大约含油5%。新鲜果实中含有特有的油橄榄苦素，主要集中在靠近果皮的地方。核仁可以榨油，橄榄油主要由饱和脂肪酸及不饱和脂肪酸混合形成的甘油酯所组成。不饱和脂肪酸中主要是油酸（达67% ~ 83%）。

橄榄含丰富的铁、钙、磷、钠和维生素A原、B族维生素、维生素C。

【保健功效】

橄榄的最大医药用价值在于利咽喉，利发育。中医学认为它性平，味酸甘，有开胃，化痰，消食，利咽喉和解鱼毒的作用。适宜于咽喉疼痛，烦热口渴，肺热咳嗽和咯血之人食用；也适宜于流行性感冒、上感和白喉的预防。

橄榄有润喉之功。素称“肺胃之果”，对肺热咳嗽、咯血颇有益。如有咽喉肿痛，咽干舌燥，声音嘶哑，发热口渴，津液缺乏等症状，用橄榄食疗最为适用。

常食橄榄，对小儿发育及骨折患者均有一定疗效，其原因是橄榄中含有丰富的钙质和磷质。

新鲜橄榄可解煤气中毒、酒精中毒和鱼蟹之毒，食之能清热解毒、化痰、消积。

橄榄营养丰富，清热解毒，有化痰消积的功效，可解煤气中毒、酒精中毒和鱼蟹之毒。我国隆冬季节，气候异常干燥，多发咳嗽、咽炎等症。如果常吃些橄榄，则有益肺润喉之效。中医学认为，橄榄对于肺热咳嗽、咽炎咯血颇有益处。尤其是橄榄与肉炖汤喝，营养丰富，有舒筋活络的功效，是冬季较好的保健食品。

注意事项

橄榄味道酸涩，不可一次大量食用；胃溃疡患者慎食。糖尿病患者不宜多吃甜橄榄。

色泽变黄且有黑点的橄榄说明已不新鲜，食用前要用水洗净。

市售色泽特别青绿的橄榄果如果没有一点黄色，说明已经用矾水浸泡过，为的是好看，最好不要食用或漂洗干净再食用。

【巧吃种种】

01 橄榄螺头汤

将海螺头洗去黑斑及杂物，洗净；将橄榄用刀拍破待用。将螺头和橄榄装入炖盅内，注入鸡汤、姜片、烫熟瘦肉加入绍酒，加盖，用湿宣纸将盖子密封，然后上笼蒸90分钟左右，配上精盐、胡椒粉调味即成。该菜不仅味道鲜美，还有润肺滋阴，清肺利咽，祛痰理气，清热解毒的功效。

02 橄榄萝卜饮

新鲜橄榄50克，生白萝卜500克。将新鲜橄榄洗净，捣烂备用；生白萝卜洗净切成块，捣碎，与橄榄泥混和，加水5000毫升，文火煎20分钟，滤汁当茶饮用。有清热解毒的功效，适用于流行性感冒，白喉等病症。

03 橄榄茶

新鲜橄榄3枚，绿茶适量。将橄榄洗净，用刀割纹，加水200毫升，煎5分钟；在一干净杯中加入绿茶，以橄榄汁泡5分钟后，慢慢饮用。此茶具有清热生津的功效，适合烦热干渴，失声，咽喉炎，咽喉肿痛及扁桃体炎患者饮之。

04 橄榄汁

取新鲜橄榄 20 枚，洗净，捣烂取汁，必要时饮用。此汁具有解毒醒酒之功效，适合于河豚、毒覃中毒，酒醉不醒诸病症。

选购及保存

市场上出售的橄榄大部分是可食用的橄榄，一般经过加工，买来就能食用。甜、酸程度不同，可根据个人口味购买。

橄榄不宜长时间保存，最好买来即吃掉。

附：橄榄油

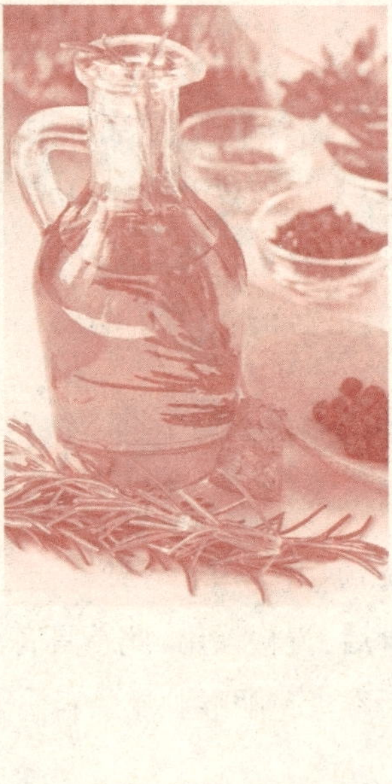

橄榄果实可以通过机械加工磨碎，提取出橄榄油，供人们食用。现在市场上销售的橄榄油很受人们青睐。

橄榄油，被西方人誉为“美女之油”和“可以吃的化妆品”，是将油橄榄果直接冷压并进行油水分离后所得到的果油，不经任何化学处理，因而又是少有的以天然状态被食用的一种植物油。

与多数植物油有所不同的是，橄榄油可以给任何烹饪物增添各种独特的风味，从浅淡到浓烈，从甜蜜到辛辣，样样俱全，品种多样。在通常情况下，橄榄油色泽淡黄，清亮透明，具有油橄榄特有的清香味。但是，如果超出保质期或不符合其储存条件，经过长时间的光照、高温或者直接在空气中放置，那就可能失去原有的色泽、香味，甚至变质。

由于橄榄油在生产过程中未经任何化学处理，所含维生素A原、维生素D、维生素E、维生素F以及不饱和脂肪酸的总量达到80%以上。其中含油酸65%～86%，亚油酸占4%～5%，花生酸占0.9%，人体消化率可达到94%左右。与谷物油脂相比，它的亚油酸含量较低，维生素E的含量也较低。

橄榄油能使皮肤保持自然弹性、有光泽和柔嫩；橄榄油对紫外线也有特殊的吸收能力，涂于皮肤的裸露部位可使人有清爽感。

橄榄油中含有一种名叫多酚的抗氧化剂，它可以抵御心脏病和癌症，其与一种名叫鲨烯的物质聚合，可能减缓结肠癌和皮肤癌细胞的生长。

橄榄油因带有果味，特别适合于拌凉菜，也可用于烧、煮、煎、炸等。

因橄榄油中的果味易挥发，保管时忌与空气接触，忌高温和光照，且1次不能多买，还要看准保质期和是否已开始变质。

30 枇杷

（附枇杷叶）

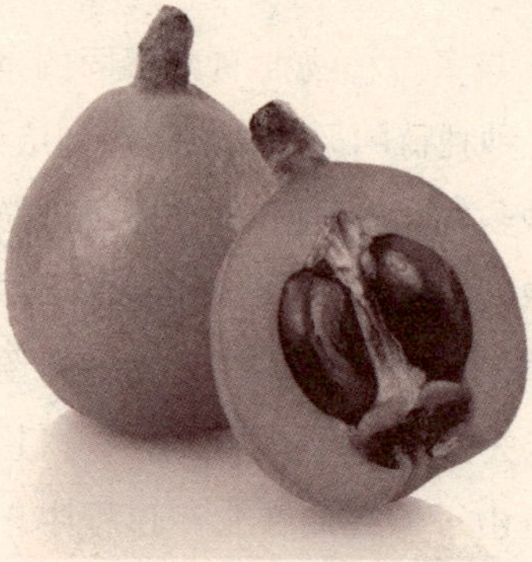

枇杷又名金丸、芦橘、芦枝等。其名，据说是因叶子像古乐器的琵琶，从琵琶字音转变而来的。枇杷为蔷薇科落叶小乔木植物枇杷的果实。

枇杷树每年九、十月间开花，次年五、六月间果实成熟。枇杷主要生长在我国淮河以南地区。其果呈球形或椭圆形，比李子稍小，外皮黄橙色或淡黄色，果肉薄，内核大，有汁，性凉，清香鲜甜，略带酸味。枇杷的品种繁多，著名的有福建莆田的“宝坑”，安徽歙县的“三潭”，浙江余杭的“塘栖”和江苏吴县的“洞庭山”等品种。以皮薄、肉厚、汁多、味甜和独核者为佳。在徽州，民间有“天上王母蟠桃，地上三潭枇杷”之说，每当初夏时节，枇杷与樱桃、梅子著称“三友”，是最早上市的水果之一。

【营养价值】

现代营养学发现，枇杷果肉中含有机酸、果胶、糖类、脂类、蛋白质、膳食纤维、胡萝卜素、维生素 C、钙、磷、铁。

【保健功效】

枇杷中所含的有机酸，能刺激消化腺分泌，对增进食欲，帮助消化吸收，止渴解暑有相当的作用。中医学认为，枇杷性平，味甘酸，无毒。鲜食具有润燥、清肺、宁嗽、和胃、止吐逆和生津之功；其叶毛多质韧，味苦性平，夏前刷毛洗净切碎，净锅干炒后入瓶收藏，代茶常饮，有清肺下气，和胃降逆之效，专治肺热咳嗽和呕吐呃逆等症。

六、七月枇杷成熟上市，正是天热且干燥时节，人们易渴和咳嗽，多吃些枇杷可以防病。《本草纲目》载枇杷味甘、酸，性平，有润肺止咳、止渴和胃、利尿清热等功效，可通用于肺痿咳嗽、胸闷多痰等病症。除果实外，枇杷叶及枇杷核也是常用的中药材，枇杷叶具有清肺胃热、降气化痰的功能，多用于肺热干咳、胃痛、流鼻血、胃热呕秽；枇杷核则可治疗疝气、消除水肿、利关节。秋季吃枇杷润肺，有利于治疗止咳、多痰、哮喘等秋季易发疾病。

注意事项

吃枇杷的时间很有讲究，即在上午8—9点及中午饭后、午睡后吃最好；晚饭后，特别是睡前，则不宜吃枇杷。

脾胃虚寒、泄泻、胃部胀气及消化不良等病症的人不宜吃枇杷。即使是脾胃正常的人，在吃枇杷时，也不能贪食，应小心伤脾。多食枇杷易助湿生痰，继发痰热，故不可过量；脾虚泄泻者忌食。糖尿病患者忌食枇杷。

【巧吃种种】

01 枇杷银耳羹

新鲜枇杷150克，银耳10克，白糖30克。银耳用温水泡发，洗净，入碗内加水蒸熟；枇杷去皮、核，切成小片，锅内放清水烧开，下银耳，待沸放入枇杷片和白糖溶化后烧沸，装入汤碗。此羹有滋补润肺、生津止咳、下气的功效。可作为热伤肺阴、咳嗽、咳痰不爽或肿燥咳嗽、肺结核病的食疗之品。

02 枇杷薏米粥

鲜枇杷果（去皮）60克，薏米600克，鲜枇杷叶10克。将枇杷果洗净，去核，切成小块。将枇杷叶洗净，切成碎片。把枇杷叶放入锅中，加清水适量，煮沸15分钟后，捞去叶渣。在锅中加入薏米，煮粥，待薏米烂熟时，加入枇杷果块，拌匀、煮熟，即成粥。具有清肺散热的功效。

03 百合枇杷藕羹

鲜枇杷、鲜百合、鲜藕各50克。百合分瓣洗净，枇杷洗净去皮、核，藕洗净刮去表皮切片；将百合、枇杷、藕片放锅内，加水煮熟，用湿淀粉调成羹，稍煮即成，盛入有糖、桂花的碗内。此羹有健脾润肺之功效。适宜于肺结核，久咳，吐血，病后虚烦，口渴等病症患者食用。

04 豆茸酿枇杷

鲜枇杷 200 克，赤豆沙 100 克，松子仁 50 克。先将枇杷去皮核和肉膜，口朝上放入盘中，赤豆沙分别酿入半个枇杷内，枇杷切口，周围插松子仁 5 粒，整齐排在盘内，上笼蒸 5 分钟取出，锅内盛适量清水，加入白糖、糖桂花并烧沸，用湿淀粉勾稀芡，浇在枇杷上即成。本肴具有润肺止渴之功效，适用于肺热咳嗽，咽干，皮肤干燥，营养不良性水肿等病症。

选购及保存

选购枇杷时，以个头大且匀称，呈倒卵形，果皮橙黄，茸毛完整，多汁、皮薄肉厚、无青果为佳。

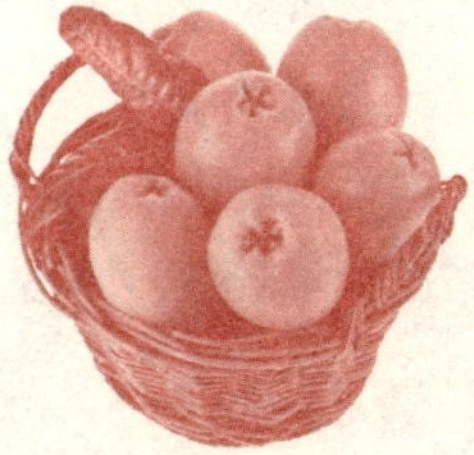

枇杷十分娇嫩，不易保存，勿用手揉捏，以免造成损伤腐烂；如将枇杷放入冰箱内，会因水气过多而使其变黑，一般储存在干燥通风的地方即可；枇杷因含多酚类成分，遇水剥皮后，容易出现黑褐色斑点，将其浸于冷水、糖水或盐水中，可防止变色。尚未成熟的枇杷切勿食用。

31 桑椹

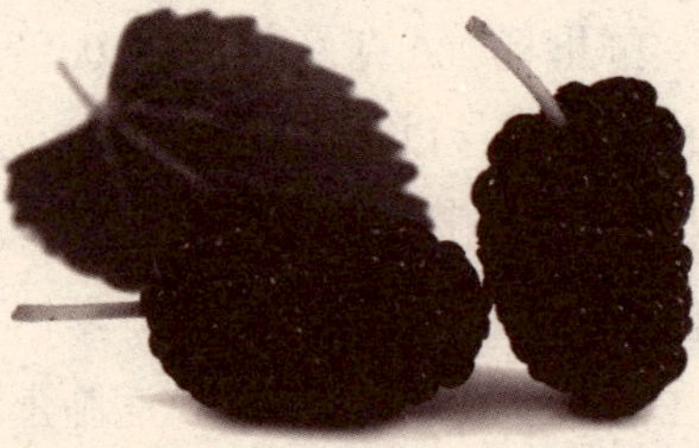

桑椹，又名桑枣、椹枣，是桑科植物桑树的果实。因桑树特殊的生长环境，使桑果具有天然生长、无任何污染的特点，所以桑椹又被称为“民间圣果”。桑椹原产于我国中部及北部，我国桑椹的主要产区有江苏、浙江、湖南、四川、陕西等地。

桑椹有紫、红、青等几种颜色，鲜食以紫黑色为上品，红色其次。桑椹未成熟时，味道酸，果实成熟时为紫黑色，果肉多汁，味道甜中带酸，清香可口。

【营养价值】

桑椹被医学界誉为“21世纪的最佳保健果品”，含有丰富的葡萄糖、果糖、脂类、醇类、挥发油、芦丁、胡萝卜素、氨基酸、维生素、锌、锰等多种物质，其不仅营养成分远高于其他水果，同时还具有较高的药用价值。可使人精力旺盛、强身健体、延年益寿。

【保健功效】

桑椹性味甘寒，有补肝益肾、滋阴养血、黑发明目、祛斑延年的功效。现代医学对桑椹进行药理、药效、毒理测试的结果也表明，桑椹能提高动物体内酶的活性，具有抑制有害物质的生成，增强抗寒、耐劳能力，延缓细胞衰老，防止血管硬化以及提高机体免疫功能等功效。

桑椹中含有由亚油酸、硬脂酸、油酸组成的脂肪酸，具有分解脂肪、降血脂、防止血管硬化的功效。

桑椹中含有鞣酸、脂肪酸、苹果酸等营养物质，这些物质可促进脂肪、蛋白质、淀粉的消化，具有健脾胃、助消化的功效，可用于治疗因消化不良而导致的腹泻症状。

桑椹中除含有大量人体所需的营养元素外，还含有乌发素，能使头发变得乌黑亮泽，有利美容。

桑椹中含有芦丁、花青素、葡萄糖、果糖、苹果酸、维生素、烟酸、钙质等多种营养成分，这些营养成分均具有抵制肿瘤细胞扩散的作用，可预防疾病发生。

入夏芒种前后，正是桑椹成熟时。成熟的桑椹，颗粒饱满，鲜食适量桑椹，不仅能增加营养，有益健康，而且有解渴、增补胃液及帮助消化的功能。桑椹还是很好的中药。据古代医籍记载，桑椹味甘酸、性寒，有“补肾明目，滋阴养血”的作用。桑椹具有滋补肝肾、养血祛风、止消渴、利五脏和关节、通血气、解酒毒的功效。久服有安魂安神、聪耳明目、延年益寿的功效。食桑椹可使大肠畅通，常服还有催眠、镇静的作用，可安然过夏。

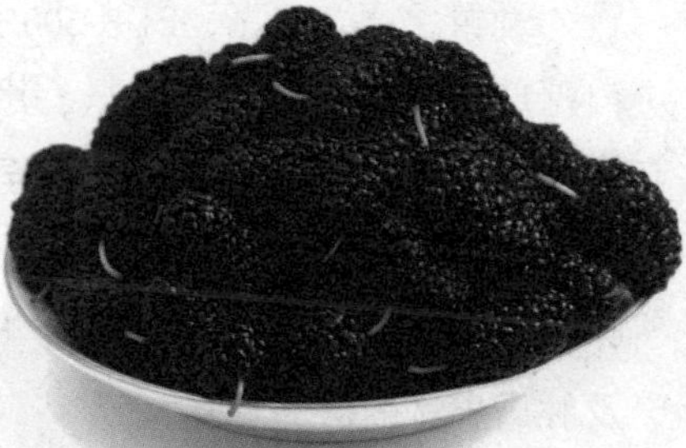

注意事项

未成熟的桑椹因含有氢氰酸，故不可食用，否则会引起头痛、呼吸不顺、呕吐等不适症状。糖尿病患者应忌吃桑椹。桑椹性寒，脾胃虚寒、经常腹泻者及孕妇也不宜吃桑椹。

桑椹中含有溶血性过敏物质及透明质酸，用铁锅熬桑椹膏，食用过多后易发生出血性肠炎，严重的有可能死亡。

生吃桑椹要洗净，最好洗净后加微量精盐拌食，可避免过敏。每人每次吃桑椹以10颗左右为宜。

桑椹除可鲜食外，经过加工，还可制成桑椹酒、桑椹糖、桑椹蜜饯、桑椹膏等保健食品。

【巧吃种种】

01 桑椹糖

新鲜桑椹200克，白糖500克。先将桑椹洗净，捣烂如泥；白糖放入锅中，加清水适量，用文火煎熬至其变稠时，加入桑椹泥，不断搅匀，继续熬煮，至其能挑起丝时停火，倒入涂有植物油的搪瓷盘内，晾凉，以刀划成小块食用。本糖外观别致，味道甘美，具有滋养肝肾、延年益寿之功效，可作为年老体弱及肿瘤患者的保健食品。

02 酸枣仁桑椹饮

桑椹60克，酸枣仁6克，茯苓5克，川芎3克，知母4克，甘草 2 克，纯果糖或蔗糖 15 毫升。将桑椹洗净，锅中加水，放入酸枣仁、茯苓、川芎、知母、甘草，煮至沸，转小火续煮约 30 分钟，滤渣取汤，放凉。将桑椹和放凉的酸枣仁汤放入榨汁机中，搅拌均匀。加纯果糖或蔗糖调味，即可饮用。有改善睡眠的功效。

03 桑椹蛋汤

桑椹 8 粒，桑椹汁适量，鸡蛋 1 个。将桑椹洗净，备用。锅中加水，上火加热，放入桑椹和桑椹汁。待锅烧开后，打入鸡蛋，用筷子搅开并煮熟，即可食用。如不够甜，可再加一点桑椹汁调味。具有补血、护肝、明目的功效。

04 桑椹粥

桑椹 100 克，大米 100 克。将大米淘洗干净，煮至成粥。将桑椹洗净，取部分桑椹放入果汁机中榨汁。将桑椹和桑椹汁加入米粥中，调匀即可。具有通便养胃、消暑清热的功效。

选购及保存

选购桑椹一定要熟透，颗粒饱满，色黑或深红。青或浅红的桑椹未熟透，不宜购买。

桑椹不易长时间保存，最好购来就吃，如果在冰箱中冷藏保存，不能超过 1 天。

32 榴莲

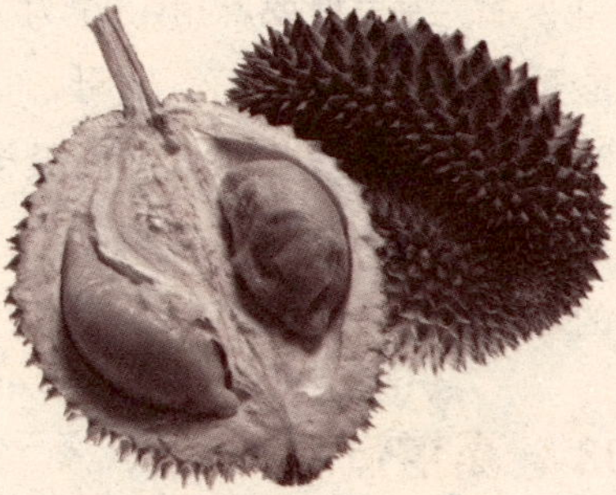

榴莲又名流莲。俗称麝香猫果。榴莲是驰名的优质佳果，属木棉科常绿大乔木。产自热带地区，因其营养丰富，被人们视为“热带果王”。成熟的榴莲果肉淡黄，黏性多汁，酥软味甜，吃起来具有陈乳酪和洋葱味，初尝有异味，继食清凉甜蜜，回味甚佳，故有“流连（榴莲）忘返”的美誉。

榴莲的果实外形很奇特，表面长满黄色或黄绿色的硬刺，好像一个大刺猬。剥开它的果皮，里面是嫩黄的果肉，果肉甜美，带有浓烈的芳香，不爱吃这种奇果的人，会觉得它的味道臭不可闻，所以在盛产榴莲的国家中是不准将榴莲带进客机和客车的。但是爱吃这种奇果的人觉得它闻起来臭，可吃起来甜如干奶酪，臭中有香，让人垂涎欲滴。

【营养价值】

榴莲含有丰富的蛋白质、脂类、糖类、B族维生素、维生素C、磷、钙、钾、膳食纤维等多种营养成分，对人体有很好的补养作用，所以具有“水果之王”的美称。广东人称“一个榴莲三只鸡”，足以证明其营养价值。

【保健功效】

中医学认为，经常食用榴莲可以强身健体，健脾补气，补肾壮阳，温暖身体，属滋补有益的水果。榴莲性热，可以活血散寒，缓解经痛，特别适合受痛经困扰的女性食用。它还能改善腹部寒凉、促进体温上升，是寒性体质者的理想补品。

榴莲有一种特殊的气味，不同的人对其气味的感受也不同，有的人认为其臭如猫屎，有的人则认为香气馥郁。榴莲的这种气味具有开胃，促进食欲的功效，其中的膳食纤维还能促进肠蠕动。

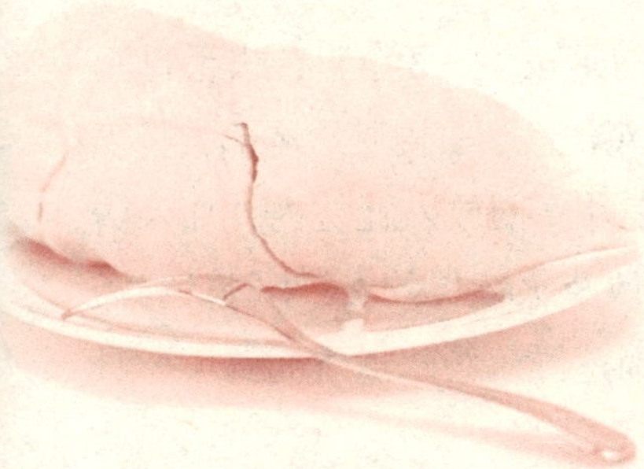

榴莲的气味有开胃、促进食欲的功效。榴莲是补益功效显著的水果，身体虚弱、病后、产后都可以用榴莲进补。榴莲还含丰富的膳食纤维，能促进肠胃的蠕动。吃榴莲促消化，夏季少发胃肠病，有利身体健康。

注意事项

榴莲不能多吃，一是因为其热量跟糖分都很高，糖尿病、肥胖的人更不能多吃，二是其钾的含量也很高，不适合肾病及心脏病患者食用。

吃榴莲每天不超过 100 克。病后及女性产后可用之来补养身体。但榴莲口感较稠结。易积于肠内，多喝开水可助消化。因为榴莲味臭，所以吃时应注意环境。

【巧吃种种】

01 榴莲鲫鱼

榴莲芯 4 ～ 5 片、鲫鱼 1 条、生姜 3 片。鲫鱼收拾干净后用慢火煎至两边微黄，然后与榴莲芯、生姜一起放进瓦煲内，加入清水 2000 毫升，大火煲开后改为文火煲 2 小时，调入适量的食盐和少许生油便可。可健脾利湿，温中开胃，活血通络，温中下气。

02 榴莲鲜鸡汤

榴莲苞（即切开外壳取其内的果苞 2 ～ 3 个），去毛母鸡 1 只，盐、油、姜适量。将去毛母鸡洗净，去内脏、尾部；将姜洗净，切 3 片；将鸡、榴莲苞、姜片一同放入瓦煲内，加入清水约 3000 毫升，用大火煮至沸；改小火续煲约 2.5 小时；鸡汤煲好后，加入盐、油调味即可。榴莲鲜鸡汤味道香润鲜美，具有补益脾胃之功效。

03 蜜汁榴莲饮

榴莲肉 60 克，蜂蜜适量。将榴莲肉放入榨汁机中；取蜂蜜适量，倒入盛有榴莲肉的榨汁机中；再加入适量清水，搅拌均匀，即可。蜜汁榴莲饮对人体有很好的滋补作用，同时还可促进肠蠕动，具有一定的减肥功效。

04 糯米榴莲粥

榴莲果肉150克。糯小米80克。将糯小米淘洗干净，备用；将榴莲果肉切成小块，备用；热炒锅，不加油，将糯小米倒入锅中用小火干炒约20分钟；待炒熟后，往锅中加清水约750毫升，煮至沸，转小火煮约30分钟；将榴莲块加入锅中。与糯小米共同续煮约10分钟，即可，趁热食用为佳。适用于下痢、腹泻。

选购及保存

购买榴莲时，应选择外形多丘陵状、果形完整端正、果皮呈深咖啡色且味道浓烈的果实，如摇晃起来感觉有异物，便是上品。购买时，如闻到一股酒精味时，一定是已变质，千万不要购买。保存成熟自然裂口的榴莲存放时间不能太久，应尽快食用。

榴莲最好即买即吃，如冷藏温度不够低，2天后，榴莲果肉味道会变酸变馊，果肉形态如腐泥一般，不能再吃。

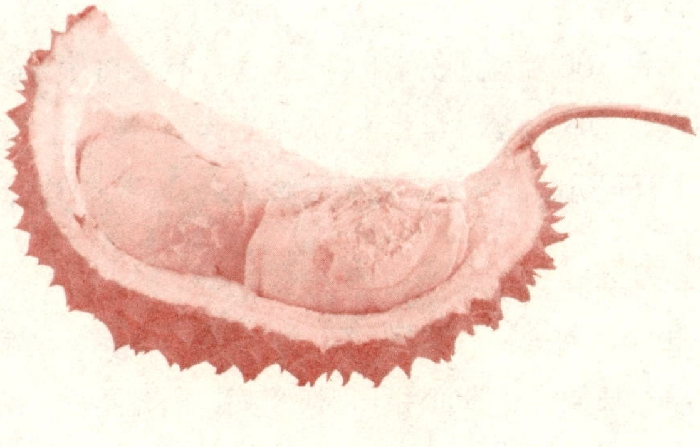

33 金橘

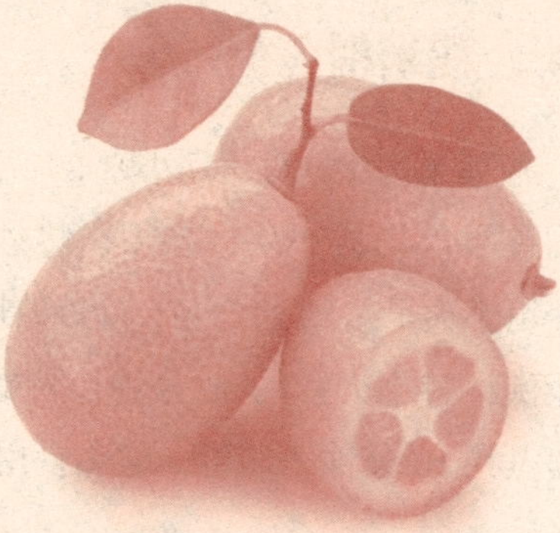

金橘，又称金柑、夏橘、金枣、金弹子、枣橘、罗浮牛奶金柑、卢橘和寿星柑等，也是柑橘类水果之一，为芸香科常绿灌木金橘树的果实。金橘树枝细密生，树冠小，枝干无刺，但嫩枝有棱角，叶片小，呈披针形，边缘波状。一年开花2～3次，花儿清香，果实金黄，有光泽，如大枣般大小，适于盆景栽培，冬季仍可采收一季果实。在室外大面积栽培的金橘，主要产于南方及山东，尤其是浙江居多，如浙江黄岩的金橘名噪天下，不仅个大体圆，果肉果皮皆为甜味，很少有核，秋末冬初开始成熟上市。

【营养价值】

金橘每100克含水分81.1克，富含有蛋白质、脂肪、膳食纤维、糖类、胡萝卜素、维生素C、维生素E、钠、钙、镁、锌、铁、磷，并含有有机酸。果皮亦含丰富维生素C、松柏苷、丁香苷等。

【保健功效】

中医学认为金橘有理气、醒脾、化痰、开胃、消食、止渴、辟臭和顺气功能，一般宜用于肝脏疾病、消化不良、胸脘胀满、呃逆嗳气等症。

防治心血管疾病。金橘果实含苷及丰富的维生素 C，维生素 P，对防止血管破裂，减少毛细血管脆性和通透性，减缓血管硬化有良好的作用。高血压、血管硬化及冠心病患者食之非常有益。

化痰散结，理气止痛。金橘肉味辛而入肝、肺二经，具有行气散结、化痰、镇痛的作用。可治疗咽喉肿痛、咳嗽、瘰疬、疝气、睾丸肿痛、乳房结块等病症。常食金橘，还可增强机体的抗寒能力，防治感冒。

金橘开胃消食，还可防治感冒、咽喉肿痛、咳嗽等症，对入秋防病十分有益。

冬季人们相对吃菜少，容易缺乏维生素 C，如果能坚持常吃些金橘，可以补充维生素 C。

小儿吃金橘有益，可补充维生素、钙、锌、铁等多种营养成分，对身体发育大有裨益，并能预防感冒。

金橘秋末、冬初成熟上市，水分充足，营养丰富，正好食用鲜果。

注意事项

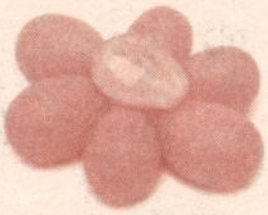

金橘含维生素 C 丰富，80% 在于皮中，故食之切勿去皮，洗净连皮吃。

金橘性温，内热亢盛者，如口舌生疮、大便干结等症者，不宜食用。也因性温，金橘不宜多食，每次吃 10 个左右为宜，且不可连续数天食用。

【巧吃种种】

01 金橘蜜酒

金橘800克，蜂蜜20毫升，酒1800毫升。先洗净金橘，去皮分瓣，与蜂蜜同浸入酒中，2个月后过滤，取橘压汁与酒混匀即成。每次饮20毫升。此酒具有行气和胃镇痛的作用，可治疗胃肠功能紊乱。

02 金橘干粉

金橘49枚，将金橘洗净晾晒49天，再焙干研粉备用。每次服6克，开水送服，1日2次，连续服完。此粉具有益肾止遗的功效，用于治疗小儿遗尿，有一定效果。

03 核叶茴香汤

金橘核15克，金橘叶30片，小茴香10克。以上三物共煎水，1日2次饮服。此汤具有行气消肿止痛的作用，可治疗疝气肿痛。

04 金橘饼

鲜金橘2500克，白糖2000克，食盐100克，明矾50克。金橘洗净后，用小刀逐个划破几道口，浸于用食盐、明矾配制的水溶液中过夜，次日捞出沥干，用水浸泡片刻，挤出核捏扁，再用清水浸泡2次，每次2小时，使盐辣味尽去；选一合适容器，放一层金橘一层白糖，用糖量约1500克；放置5日后倒入锅中，再加白糖500克，熬煮沸后改用文火，待金橘吸足糖汁便成，装入瓷罐备用。此饼具有理气宽中、消食祛腐等作用，适宜于胸中郁闷、消化不良及口臭等病症。

05 金橘汤

金橘3枚，冰糖适量。用刀将金橘果皮刺破，挤出核，放水中加适量冰糖，以文火煮熟，吃金橘饮汤。此汤具有理气化痰的功效。用于咳嗽、气喘、痰多等病症。

选购及保存

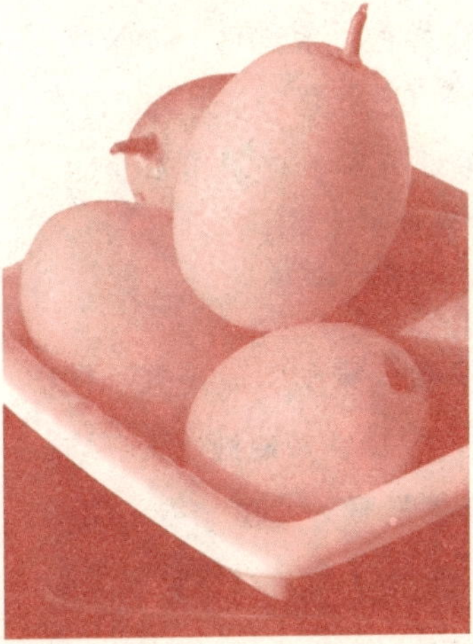

选购时应注意产地，尝一下是酸型还是甜型，一般以甜型、个大、新鲜、核少者为佳。其性温而味甘酸。

金橘不宜长时间保存，一般购买后3～5天应吃掉，而且应放在阴凉处，以免水分和养分流失。如果一旦发现有污点，就不要再食用了。

34 梅子

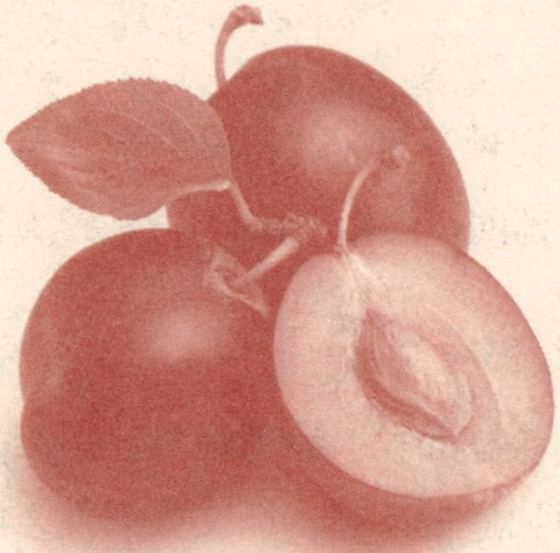

梅子，又称青梅、梅、乌梅、花梅和酸梅等，是落叶乔木梅子树的果实，性平，味酸，可生食。现主产于浙江、福建、广东、湖北、河南和四川等地。呈圆形，比杏子大但又比桃子小，未成熟时为青色，成熟后为黄色或青紫色、紫黄色。依采收时的不同果色，可分为白梅、青梅和花梅（带红色）等类型。白梅、青梅（又叫乌梅）可入药也可作饮料；花梅在小满前后上市，较为著名的梅子是浙江长兴梅和湖北黄岗的黄梅。

【营养价值】

梅子甘酸可口，营养丰富。梅子含苹果酸、琥珀酸、柠檬酸、谷甾醇、蜡样物质、果酸样物质、果糖、葡萄糖、蛋白质、膳食纤维、胡萝卜素、维生素 B_1、维生素 B_2、烟酸、维生素 C、钙、铁、磷等成分；此外，在成熟期，梅子还含有毒物质氢氰酸。梅子的最大特点是含钾量高，而含钠量很少。

【保健功效】

中医学认为，梅子味酸、涩，性温，有生津止渴、利胆排石、酸涩收敛等功效，可用于治疗胆道蛔虫症、胆结石、消渴、烦闷、久咳等病症。

梅子最明显的保健治病功效是生津止渴，消炎止痢开胃，适于虚热口渴、胃呆食少、胃酸缺乏、消化不良以及慢性痢疾肠炎之人。

在夏季，各地都有用梅子和白糖煎水而制成的酸梅汤饮料消暑的习惯，可见梅子是清凉解暑的佳品。也可以在热茶中放一枚梅干，喝后能很快解酒。

乌梅是一味著名的中药，味酸而温，有除烦、安神、敛肺、止泻、驱蛔等功效，可用于久痢、久嗽和蛔厥吐逆诸症，胆道蛔虫绞痛者服用本品有解除疼痛之效。夏季吃梅子还可以防痢疾驱蛔虫，利于人们健康度夏。

注意事项

青梅不能生吃，生吃后会引起腹泻甚至中毒，这是因为青梅中含有微量氰酸，能产生剧毒品氰酸钾而造成的。

梅子可鲜吃，一般于饭后半小时吃较为适宜。梅子味极酸，多食易损齿。胃酸过多者不宜食，外感咳嗽、湿热泻痢等邪盛者亦忌用。

【巧吃种种】

01 醋浸乌梅枣

乌梅 80 克，黑枣 1000 克，陈醋 1 大碗。先将乌梅放入醋液中浸泡 3 天；3 天后将黑枣也放入醋液中，与乌梅一同浸泡 4 天，每天翻拌 2 ～ 3 次；1 周后，将乌梅、黑枣连同醋液，一起倒入砂锅内，用小火将醋汁烧至快干时离火；取黑枣及余汁盛入瓷盆，弃乌梅。此方具有健脾柔肝、敛肺涩肠、解毒止血的功效。适用于儿童肛门脱出，顽固兼有便血者。

02 青梅酒

青梅 30 克，黄酒 100 毫升。青梅洗净与酒同时放入瓷杯中，隔水蒸 20 分钟即成。此酒具有理气止痛、消食止泄的功效。适用于消化不良性泄泻及急性胃肠炎等病症。

03 糖渍青梅

鲜青梅 5000 克，白糖 1000 克，食盐、明矾各适量。先将青梅用清水略洗，去杂质；梅置盆中，加入食盐和明矾，用适量清水拌匀，待青梅颜色转黄后捞出；青梅逐个刺上 10 ～ 15 个孔眼，用清水再泡 6 小时左右，沥干水分；将青梅倒瓦盆中，加入砂糖搅拌均匀，待糖溶解后，糖渍，每隔两天检查 1 次，上下翻动，逐步加糖，待糖液浓度呈饱和状态即可。本食品具有生津止泻，涩肠止痢的功效。适用于烦渴、心神不安、肠炎、痢疾等病症。

04 乌梅粥

乌梅 15 ～ 20 克，粳米 100 克，大枣 3 枚，冰糖适量。先取乌梅洗净，加水 200 毫升，煎至 100 毫升，去渣留取其汁；再加入粳米、大枣、冰糖，加水 600 毫升左右，煮为稠粥。此粥具有生津止渴、涩肠止泻、安蛔止痛的功效。适用于治疗久泻久痢、便血尿血、夏季烦渴多饮及慢性萎缩性胃炎、慢性肠炎等病症。

选购及保存

选购梅子以肉厚、清脆而又不带苦味者为佳。梅子不宜久存，以吃新鲜之品为宜。

35 柠檬

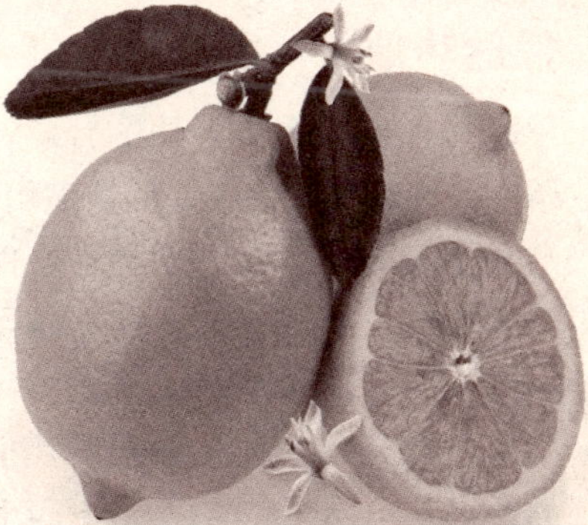

柠檬又名柠果、洋柠檬、益母果等，是一个小的黄色卵圆形芸香科橘属水果。因其味极酸，肝虚孕妇最喜食，故称益母果或益母子。柠檬中含有丰富的柠檬酸，因此被誉为“柠檬酸仓库”。它的果实汁多肉脆，有浓郁的芳香气。

柠檬树可四季开花结果，其叶子长椭圆形，质厚，花单生，外面粉红色，里面白色。其果实为长椭圆形或卵形，两端尖，汁多肉脆，但不宜鲜食，只能调制饮料或制成美容化妆品和药品。也可制成上等香料，汁可代醋配菜。

【营养价值】

柠檬的果皮有种芳香气息，果汁酸而提神，适合压制饮料，营养价值很高。富含柠檬酸、叶酸、维生素 C、B 族维生素、维生素 P、维生素 H、钙、铁、钾和镁等多种人体所需要的营养元素和矿物质。是钾、维生素 C 和生物类黄酮的上等来源。

瓶装、罐装和鲜柠檬汁的营养成分和鲜柠檬大致相同，不过汁中的生物类黄酮大大低于果实，因为其主要存在于皮和水果的膜中。

【保健功效】

柠檬能促进胃蛋白酶的分泌，增加胃肠蠕动。因此，柠檬在西方人的日常生活中，经常被用来制作冷盘凉菜及腌食等。

柠檬汁中含大量柠檬酸盐，能够抑制钙盐结晶，从而阻止肾结石形成，甚至已成的结石也可被溶解掉。所以，食用柠檬能防治肾结石，也可使部分慢性肾结石患者的结石减少、变小。

吃柠檬还可以防治心血管疾病，能缓解钙离子促使血液凝固的作用，可预防和治疗高血压病和心肌梗死。

长期食用柠檬，不但可以开胃防暑，对治疗腹泻，预防流行性感冒也有很好的效果；还能够治疗维生素 C 缺乏病和高血压，降低血脂，减少冠心病的发生率。

鲜柠檬的维生素含量极为丰富，能防止和消除皮肤色素沉着，使皮肤白皙。其独特的果酸成分可软化角质层，令皮肤变得美白而富有光泽。柠檬还能消毒去垢、清洁皮肤。此外，柠檬还具有良好的安胎止呕作用。

柠檬汁能够分解、消减脂肪，现在以吃柠檬为主的“柠檬减肥法”流行一时。

《四川中药志》说柠檬：“行气健胃，解暑，用于脘腹气滞胀痛。暑天作清凉饮料。”

夏季暑热，人们易发生口干烦燥和消化不良。吃柠檬可以增加维生素 C，有利消暑解烦助消化。

中医学认为，柠檬有化痰止咳、生津、健脾的功效，主治支气管炎、百日咳、维生素 C 缺乏症，因此，人们冬季吃柠檬可以预防一些冬季宜发的疾病。

注意事项

柠檬太酸，不适合直接食用，应以用来配菜、榨汁做调料。如直接食用，每次 1 ~ 2 瓣为宜。

柠檬汁、皮、果肉都有很强的芳香味，用很少量就可以大大增加食物的香味，所以许多家庭主妇在做食物时经常使用。有几点建议如下：

在制作色拉调料油和调味汁时，可用柠檬汁代替醋。

在新鲜水果和蔬菜的切割面上喷一点柠檬汁，可以防止其变黑。

柠檬虽有健脾消食的作用，但胃溃疡和胃酸过多者不宜食用。患有龋齿的人和糖尿病患者应忌食柠檬。过多食用会对牙齿和肠胃造成损伤。

柠檬皮含相当量的柠檬醛，这是一种与维生素 A 的作用相对抗的醛，所以必须确保膳食中维生素 A 的供给量是足够的，方可吃大量的柠檬皮。

【巧吃种种】

01 糖渍柠檬汁

鲜柠檬 500 克，白糖 250 克。将柠檬洗净，去皮、核，切块，放入砂锅中加入白糖，浸渍 1 日至糖浸透，以小火煎至水分将干时停火，凉后再拌入白糖少许，装瓶备用。呕吐时取 1 ～ 2 汤匙服食，具有消食生津、安胎止呕的作用。可治疗妊娠食少，恶心呕吐及食欲缺乏、口干口渴等病症。

02 柠檬速溶饮

鲜柠檬 500 克。取鲜柠檬果肉切碎，以洁净纱布绞取汁液；先以大火，后改以小火，慢慢熬煮成膏，装瓶备用。每次 10 克，以沸水冲化饮用。具有祛暑除烦、生津止呕作用，可治疗中暑呕恶、口渴烦躁等病症。

03 柠檬饮

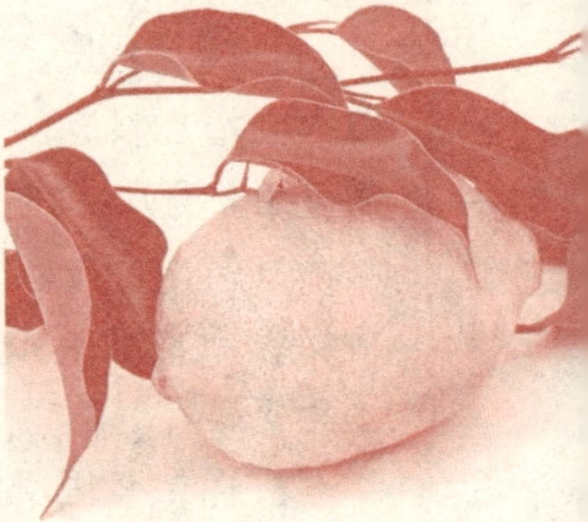

鲜柠檬6个。将柠檬洗净榨汁，加少量蜜糖，添水成2200毫升。每日代茶饮。此饮具有调节内分泌的作用，可治疗经期乳胀、月经过多等，对子宫内膜异位、痛经也有辅助治疗作用。

04 柠檬汁拌苹果梨

苹果、梨洗净，去皮、核，切成小块，放盘中。柠檬汁加入蜂蜜一起放入碗中，调成柠檬蜜汁。将柠檬汁淋入苹果、梨块上，拌匀即可食用。该菜有瘦身减肥的功效。

05 煮柠檬山药

把山药切成2厘米的薄片后用水泡，约20分钟去掉涩味，沥去水分。再把柠檬切成薄片，与山药一起煮，同时加入调味料和水，煮至几乎没有汁液为止。该菜制作简易，既可做茶点，又可当饭菜。

选购及保存

皮有细纹的比较重的是新鲜柠檬，一般表皮粗质轻者质量好一些。深黄色的柠檬一般较为成熟，不像颜色浅或黄绿色的那样酸，而且通常皮较薄，汁较多，然而却不太受欢迎，因为许多人对柠檬的要求是其酸味。

出现变质时可以表现为长霉或者在梗端有一块浅色质软的部分。受机械伤的水果容易长毒。皱的、硬皮的柠檬，或者摸时感觉质软或像海绵样的都是不好的。

柠檬相对保存时间较长，可冷藏几天或在阴凉处放几天，放置时间太长了，易损失水分和香味。

36 槟榔

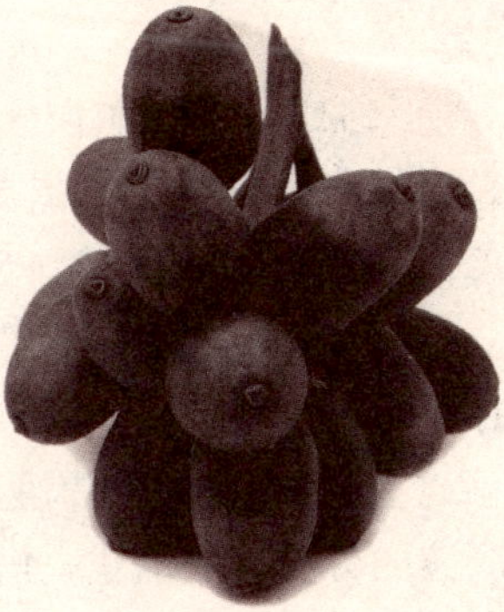

槟榔，又名宾门、仁频、大白、大腹子、枣儿槟、枣槟榔和槟榔干等，为我国南方棕榈科常绿乔木槟榔树的果实。槟榔树分布在我国南方海南及台湾、广西和云南南部，是一种类似椰子树的高大乔木。槟榔果为长椭圆形，橙红色，形状和大小似肉豆蔻，其花果均有芳香味，鲜果未成熟时叫枣儿槟榔，可用来当茶果供奉宾客；成熟后的种子叫槟榔子，可作为果食用；其果皮称之为大腹皮，可入药。因此，槟榔同荔枝、龙眼一样，同为鲜干果，性温味甘微涩苦。

【营养价值】

槟榔每 100 克含水分 76.4 克，还含有蛋白质、缩合鞣质、脂肪、生物碱，其生物碱主要为槟榔碱、槟榔次碱、去甲基槟榔次碱、去甲基槟榔碱、槟榔副碱、高槟榔碱等；其脂肪油中含月桂酸、肉豆蔻酸、棕榈酸、硬脂酸、油酸、癸酸、亚油酸、十二碳烯酸、十四碳烯酸等。槟榔所含自由氨基酸中脯氨酸超过 15%，酪氨酸、苯丙氨酸和精氨酸超过 10%；此外，还含有槟榔红色素、儿茶精、花白素及其聚合物等。

【保健功效】

现代医学研究发现，槟榔含有多种生物碱、槟榔油、儿茶素、胆碱和鞣酸，其中槟榔碱是有效的驱虫药物，能使绦虫体产生弛缓性麻痹瘫痪，然后将其排出体外，对流行性感冒病毒及某些皮肤真菌也有抑制作用，对青光眼有较好的治疗效果。对治疗幽门螺旋杆菌感染有奇效。

槟榔含有槟榔碱，可使胃肠平滑肌张力升高，增加肠蠕动，促进胃肠液的分泌，助消化，增进食欲。

槟榔有明显抑制血管紧张肽转移酶的活性，从而达到预防高血压的作用。

中医学认为，槟榔有止泻、消炎、去肿、生肌止痛、除痰息喘消水、杀虫去积等功效。

夏季卫生条件相对较差，细菌、病毒、虫卵等容易污染食物。人体易患虫病、流行性感冒，槟榔是它们的克星，适当吃些槟榔有利防病，特别是小儿，由于自己不知道注意卫生，就更容易传染。槟榔有杀虫、消炎、止痛、杀菌之功效，所以人在夏季吃槟榔保健康。

注意事项

吃槟榔的方法很有讲究：若鲜食，因其味苦涩，应先切成小瓣后蘸上蛎蚌细粉包上扶留放入口中嚼食，第一口的红水要吐去，然后才感到其味柔滑甘美，越嚼越香。如是干果切碎食其果仁即可。

病后、产后及身体虚弱之人忌食。一般人食之过多有可能会出现嘴唇、眼睛肿胀溃烂，四肢麻痹无知觉、心博加快和呼吸急促等症状。在台湾曾经常有因嚼食过多而出现心律不齐和心脏猝死现象，其中 1 人连食 6 颗槟榔子后送了命。故槟榔不可多吃。

【巧吃种种】

01 槟榔南瓜子

将槟榔子 15 ～ 25 克，与等量的南瓜子细末一起加适量白糖，煎服送下，每日 1 次，空腹服用，可驱虫。

02 槟榔汁

将新鲜干槟榔果 8 克，入清水 150 毫升中浸泡 1 小时，再用文火煎至 50 ～ 70 毫升，每日上午空腹服用，连服 2 周。其机制在于：槟榔碱可使杆菌失去与胃黏膜黏附的能力或使其中毒致死而被排出体外。

03 槟榔生姜汤

新鲜槟榔 3 枚，生姜 20 克。槟榔洗净后以杵捣烂备用；生姜洗净，捣烂后，绞取姜汁备用；将姜汁，槟榔同放锅中，加水 100 毫升，煮沸后煎 5 分钟，待温饮汤。本汤具有破积下气，行水止呕的功效。可用于治疗心闷欲死的病症。

04 槟榔苦瓜汤

新鲜槟榔 3 枚，苦瓜 300 克，豆豉少许。将槟榔洗净，切成片备用；苦瓜剖开去内瓤，洗净，切成片；二者共入瓦罐中，放入豆豉、精盐适量，清水 300 毫升，以中火煎 10 分钟，调入味精即可食用。本汤具有清热解毒，凉血止痢的功效，可用来治疗下痢脓血，里急后重之病症。

05 槟榔参草茶

槟榔 15 克，参须 15 克，甘草 10 克。将槟榔、参须、甘草洗净，放入同一杯子中，加入热水，待入味后，即可当茶饮用。适于咽喉发炎、嗓音失声、沙哑等症。

37 银杏

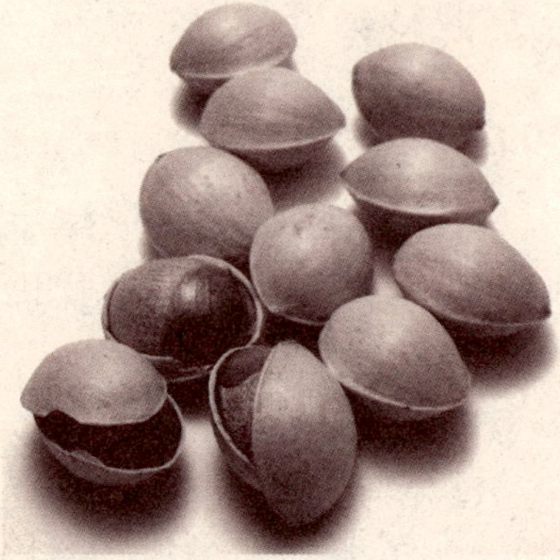

银杏也称白果，鸭脚子，是银杏树的果实。江苏、广西、山东等地均有产。银杏性平，味甘苦，待其成熟后去掉外皮呈银白色，故称银杏。去掉硬壳后取其果仁食用。银杏于每年秋末冬初采摘，置于通风处吹干保存。

【营养价值】

每100克银杏仁中含水分13.7克左右，其含有蛋白质、脂肪、膳食纤维、糖类、维生素B_2、维生素E、钙、磷、铁、钾，另含锌、锰、铜、硒、镁等矿物质以及银杏酸、氢化银杏酸、银杏醇、氢化银杏亚酸和双黄酮等物质，并含有银杏酚和银杏酸，有一定毒性。

【保健功效】

双黄酮主要含在银杏叶中，有明显的降低血清胆固醇、扩张冠状动脉的作用，对冠心病、高血压、动脉粥样硬化有一定治疗作用。银杏酸能抑制结核菌和一些皮肤真菌，并对多种类型的葡萄球菌、链球菌、炭疽杆菌、大肠埃希菌、伤寒杆菌、白喉杆菌和枯草杆菌等有不同的杀伤作用。临床上常用银杏治疗肺结核、气管炎、赤白带下等病症。银杏还有收缩膀胱的作用，故炒银杏可治疗遗尿。

中医学认为，银杏有敛肺气、定咳喘、止带浊、缩小便、消炎、消毒、杀虫等功效，可用于肺结核、气管炎、哮喘、咳痰、遗精、白带过多、小儿腹泻等疾病的辅助治疗。

注意事项

银杏有一定毒性，不宜生食。未成熟时不能食。成熟后去皮食，但一般仅限于成人 5 个以下，幼儿 1 ~ 2 个即可。在食用此果时，要将果子切开，取出绿色胚心丢弃，因为胚心中含毒素量多。

银杏中毒的表现为：恶心、呕吐、腹痛、腹泻、发热。此外，还有明显的中枢神经系统受损的表现：头痛、极端恐惧感、惊叫、轻微的声音及刺激即能引起抽搐、意识丧失或昏迷。严重者可导致呼吸麻痹而死亡、症状发展迅速，须急速抢救处理。

急救应洗胃或洗肠，静脉注射生理盐水或葡萄糖溶液，以稀释血中毒浓度及治疗脱水，并可服用蛋清、活性炭。同时给予对症处理，抽搐者给予解痉药，面色发绀者给予氧气，呼吸兴奋药和进行人工呼吸。

银杏含有氢氰酸，是一种有毒物质，要以过水泡、水煮、油炸（煎炒）等工序，去除毒质后做成熟食才可以吃。

银杏可以采用炒、烤、蒸、煨、炖、烩、烧等多种烹饪方法。在烹饪前需先经温水浸泡数小时，然后入开水锅中煮熟后再行烹调，这样可以使有毒物质溶于水中或受热挥发。

【巧吃种种】

01 银杏粥

银杏 4 个，粳米 100 克，调以白糖，煮粥食。用于肺病咳喘。

02 银杏莲子鸡

银杏、莲子、糯米各 15 克，共研成细末，放入乌鸡 (收拾干净) 腹内，调以佐料，入锅中炖服，空腹食用，用于赤白带。

03 银杏配草药治病

治疗大便出血，可用银杏 15 克，打碎，加地榆 15 克，山栀 6 克，水煎服，早、晚各 1 次。

治白带过多，可炒银杏仁 10 粒，冬瓜子 30 克，水煎服，早、晚各 1 次，分 2 次饮服。

治遗精，可用银杏 6 克打碎，覆盆子 6 克，芡实 15 克，水煎服，早、晚各一次。

治眩晕，可用银杏 3 粒，龙眼肉 8 个，天麻 3 克，炖服，每早空腹服下。

选购及保存

银杏以立秋后收获的壳色正、壳上无黑点、果实完整、无损伤、无霉烂者为标准。国内较知名的银杏有广西桂林、江苏泰兴和湖北南漳的产品。果仁饱满的白果用手摇动，没有声音。若果壳颜色呈糙米色，往往是陈货，用手摇动有声音的，也往往是陈货。

白果买回来后要放在通风阴凉处晾干，不能晒太阳，然后储存。白果保鲜最好的办法是剥掉外壳，将果仁放在冰箱冷冻室里。鲜银杏果在 0℃条件下可较长时间保鲜，并有浆水可供饮用。

38 腰果

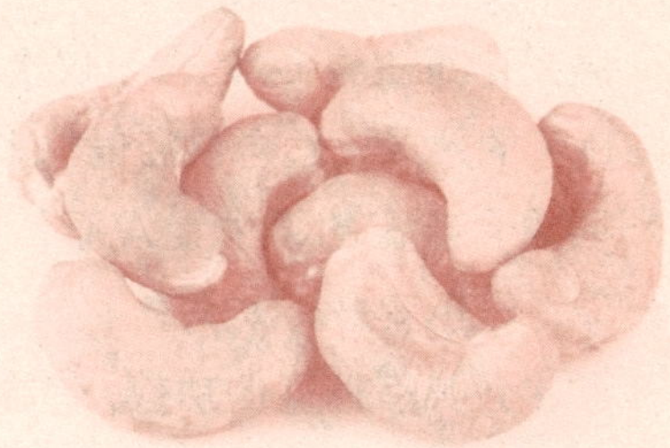

又名鸡腰果，介寿果，因其坚果呈肾形而得名。腰果是果实内的种子。腰果果实成熟时香飘四溢，甘甜如蜜，清脆可口，为世界著名的 4 大干果之一。

【营养价值】

腰果的主要营养成分有：脂肪、蛋白质、糖类、维生素 A、B 族维生素及少量矿物质和微量元素。

腰果中的脂肪成分主要是不饱和脂肪酸，其中油酸占不饱和脂肪酸的 90%，亚油酸仅占 10%。

腰果含有较高的热量，其热量来源主要是脂肪，其次是糖类和蛋白质。腰果所含的蛋白质是一般谷类作物的 2 倍之多，并且所含氨基酸的种类与谷物中氨基酸的种类互补。

【保健功效】

腰果中的脂肪成分主要是不饱和脂肪酸，而不饱和脂肪酸主要由单不饱和脂肪酸组成，单不饱和脂肪酸可降低血中胆固醇、三酰甘油和低密度脂蛋白含量，增加高密度脂蛋白含量，没有多不饱和脂肪酸致癌、促进机体脂质过氧化等潜在的不良反应，因此对心脑血管大有益处。

腰果含有丰富的油脂，可以润肠通便，并有很好的润肤美容的效果，能延缓衰老。

腰果中维生素 B_1 的含量仅次于芝麻和花生，有补充体力、消除疲劳的效果，适合易疲倦的人食用。

腰果含丰富的维生素 A 原，是优良的抗氧化剂，能使皮肤有光泽、气色变好。

腰果还具有催乳的功效，有益于产后乳汁分泌不足的女性。

腰果中含有大量的蛋白酶抑制药，对控制癌症病情有好处。

经常食用腰果有强身健体、提高机体抗病能力、增进性欲、增加体重等作用。

冬季天冷，人们食欲缺乏，抵抗力弱，应多吃腰果，以利强身健体，提高机体抗病能力，增加体重。这是因为，腰果含脂肪多，富含维生素 B_1，可以增加体重，消除疲劳。腰果含有丰富的维生素 A 原，是优良的抗氧化剂，能使皮肤光泽，气色变好，可起到延缓衰老和美容功效。

注意事项

腰果含油脂丰富，不适合胆功能严重不良者、肠炎腹泻患者和痰多患者食用。

腰果含的脂肪酸属于良性脂肪酸的一种，虽不易使人发胖，但仍不宜食用过多，尤其胖人更要慎用。

将腰果洗净后，用水浸泡 5 小时，即可用来烹调。用腰果做菜时，为了降低热量，不要加油，直接炒比较好。煮腰果果实时，应避免锅盖敞开而触及蒸气，否则有可能中毒。

防吃腰果过敏，它含有多种致敏原，有过敏体质的人吃了腰果，常常引起过敏反应，严重的吃一两粒腰果，就会引起过敏性休克，如不及时抢救，往往发生不良的后果。为了防止产生上述现象，没有吃过腰果的人，不要多吃。可选吃一两粒后停十几分钟，如果不出现嘴内刺痒、流口水、打喷嚏，可再吃；其次，对其他食物过敏和对其他物品过敏的人，也容易对腰果过敏。这样的人最好不要食用腰果。

【巧吃种种】

01 腰果鸡丁

鸡胸肉去皮切成丁状，加盐、米酒、淀粉适量、鸡蛋清 2 只，拌匀。起油锅，鸡丁炒至八成熟。腰果入油锅，炸熟捞出。起油锅，下葱、姜、鸡丁、腰果，加盐、味精适量，汤少许，炒匀即成。该菜含有丰富的蛋白质和脂肪，尤适宜体质虚弱的人常食，有强身壮体、增强抗病能力的作用。

02 腰果虾仁

将腰果在油中炸熟捞出，与鲜虾仁、黄瓜丁、胡萝卜丁一起炒熟即可。该菜由多种食物搭配而成，色、香、味俱全，营养丰富，尤适宜儿童、老年人食用。

选购及保存

应选购外形成完整月牙形、色泽白、饱满、气味香、油脂丰富、无蛀洞、无斑点的腰果；而有黏手或受潮现象的，表示鲜度不佳，不宜选购。

应将腰果存放于密封罐中，放入冰箱冷藏保存，或摆放在阴凉、通风处，避免阳光直射，而且应尽快食用完毕。

39 栗子

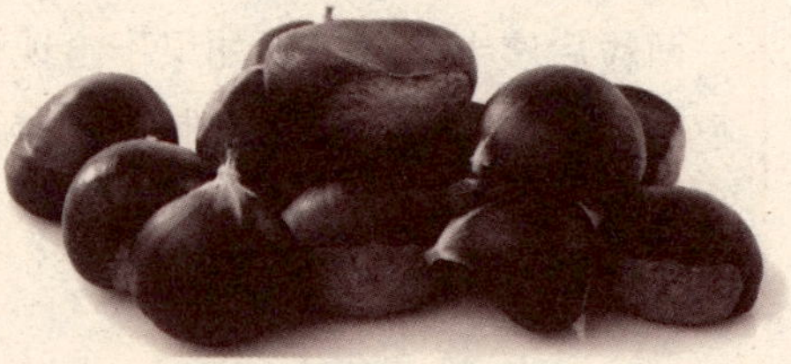

栗子，又叫板栗、大栗、毛栗和风栗等，素有“干果之王”的美称，是落叶乔木栗子树的果实。栗子分布于从东北到西南的广阔地域中，适应力极强，与枣子、柿子一起被称为三大“木本粮食”和“铁杆庄稼”，栗子同核桃近似，有野生和人工栽培之分，野生栗子个头较小，人工栽培的果实较大，呈圆形或椭圆形，外皮棕色或棕红色，大小同山杏，初夏开花，秋季采收上市，可生食，但多用于熟食。栗子是一种价廉物美、富有营养的滋补品，尤其对肾有益。津东板栗很受日本人喜爱，油多味甜。

【营养价值】

板栗与其他坚果有很大不同，即含有相当多的糖类，比其他坚果多 3 ~ 4 倍，蛋白质脂肪较少，提供的热量比其他坚果少一半以上。板栗的营养成分类似于玉米和水稻。含有蛋白质、脂肪、糖类、淀粉等，还含有钙、磷、铁、钾等无机盐及胡萝卜素、B 族维生素等多种成分。

【保健功效】

栗子是干果中糖类含量比较丰富的果品，具有养胃健脾、补肾强筋、活血益气、健胃厚肠的功效。栗子中所含的丰富的不饱和脂肪酸和维生素、矿物质，能防治高血压病、冠心病、动脉硬化、骨质疏松等疾病，是抗衰老、延年益寿的滋补佳品。

栗子对人体的滋补功能可与人参、黄芪、当归等媲美，对辅助治疗肾虚有益，特别是对老年肾虚、便溏泻者疗效更佳，所以被称为“肾之果”。

每日早、晚各吃生栗子 1 ~ 2 枚，细嚼缓咽，可以治疗老年肾亏、小便频数、腰腿无力，只是要持久才能有效。

栗子秋季成熟，香甜可口，是最佳风味食品。中医学认为栗子性味甘温，入脾胃、肾三经，具有健脾胃、壮腰补肾、活血、止血清肿的功效，适用于治疗因肾虚所致的小便频数，腰膝酸软。

栗子营养丰富，有“圣果”美誉，其含的不饱和脂肪酸、多种维生素，可防止骨质疏松、高血压病、动脉硬化等多种疾病，并有延缓衰老的效果，这对于老年人健康过冬大有好处。

注意事项

栗子可以生吃，但多炒、煮、磨成粉直接食用或制作糖果、甜点心、粥、汤、馅儿等。一般家庭多为剥去栗皮煮吃、带皮炒吃，熟后剥去外皮和内皮食用。味甜香，口感软绵。

板栗生吃难消化，熟食又易滞气，所以一次不宜多食，多食不易消化。吃时要细细嚼碎，口感无渣，成为浆液，一点一点咽下去，才能起到效果。推荐量为每人每次 50 克左右。脾胃虚弱，消化不好的人忌食。栗子含糖多，糖尿病患者更应少吃。

新鲜板栗容易变质霉变，吃了发霉板栗会中毒，因此变质的板栗不能吃。

去掉栗子内皮的方法：生栗子洗净后放入器皿中，加精盐少许，用滚沸的开水浸没，盖锅盖。5 分钟后，取出栗子切开，内皮即随栗子壳一起脱落。栗子煮熟冷却后，放入冰箱内冷冻两小时，这样剥起来内皮既快，栗子肉又完整。将买来的生栗子，用剪刀把外壳煎开，放在微波炉中高温加热 30 秒，内皮和栗肉会自动脱离。用此方法去内皮前，一定要将其外壳剪开，否则可能会引起微波炉故障。

【巧吃种种】

01 板栗炖母鸡

板栗去外壳，葱、姜洗净拍破，鸡去内脏，洗净切块。将锅置火上加清水，放入鸡烧沸，撇净浮沫，加绍酒、姜块、葱段、板栗，炖至板栗、鸡肉熟透加精盐调味。本品补益气血，强壮身体，健脑益智，适用于身弱乏力、记忆力不佳者及脑力劳动者。

02 栗子粥

用板栗 50 克、粳米 100 克，板栗与粳米一起煮食健运脾胃、增进食欲，又能补肾强筋骨，尤其适合老年人功能退化所致的胃纳不佳、腰膝酸软无力、步履蹒跚。

03 板栗红烧肉

猪肉切块，用糖腌匀，放入油锅中稍炸后捞出。葱、姜入锅稍炒，倒入料酒、酱油、鸡汤，随后将猪肉、精盐、味精、八角、桂皮依次下锅烧开，移至小火烧。板栗用温油稍炸，等肉将烂时下锅同煮，等肉烂时加入湿淀粉即可。该菜色肉松软，板栗酥，营养丰富，健身佳肴。

04 栗子烧白菜

栗子200克，白菜200克，高汤、盐、味精各适量。将栗子去壳，白菜洗净切成片。锅中倒入适量高汤，放入栗子用小火慢慢煨至熟透。再加入白菜片及盐、味精，炖熟即可。栗子健脾肾，白菜补阴润燥，常食可改善阴虚所致的面色黑黄，并可以消除皮肤黑斑和黑眼圈。

选购及保存

选购充分成熟的、饱满的、无病虫害、无机械伤的板栗，新鲜的生板栗仁呈褐色，内部呈淡黄色，口感脆甜。

新鲜生板栗应立即放冰箱冷冻，以 -2℃保存为宜。新鲜栗子在阴凉处放几天，待栗仁收缩而不干时，也可生吃，味甜香可口。称为风干栗子。如果放得过久，干硬难以咀嚼。

40 花生（附花生油）

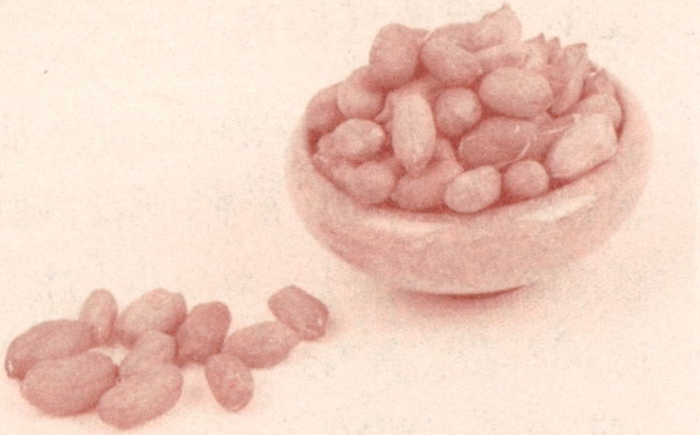

花生又名落花生、地果、唐人豆，是蝶形花科、落花生属的一种地上开花和地下结果的植物。人们吃的是剥去皮的花生仁（花生米）。花生滋养补益，有助于延年益寿，所以民间又称“长生果”，并且和黄豆一样被誉为“植物肉”“绿色牛奶”“素中之荤”。花生的营养价值比粮食类高，可与鸡蛋、牛奶、肉类等一些动物性食品媲美。花生仁可以生吃，也可以炒熟吃，是一种人们常吃的干果零食。很适宜制作各种营养食品和与菜、米搭配制成菜肴及主食。花生制成食用油是当前人们常用的食用花生油。

【营养价值】

花生被世界公认是含有丰富营养成分的高能量食品，不仅可以直接当零食吃、下酒菜，还可以加工做成多种料理。

花生中含有大约 50% 的脂质，25% 的蛋白质和 25% 的维生素 B_1、维生素 B_2 及维生素 E 等多种营养成分。

花生中所含的脂质基本都是不饱和脂肪酸，其中占近一半比例的是油酸。油酸是单不饱和脂肪酸，可降低血中胆固醇、三酰甘油和低密度脂蛋白，升高高密度脂蛋白，而没有多不饱和脂肪酸致癌、促进机体脂质过氧化等潜在的不良反应，所以对预防冠状动脉粥样硬化有很好的效果。

花生中含有多种蛋白质，氨基酸的组成也十分多样。人体必需的8种氨基酸中除了赖氨酸的含量比较少之外，其他几种氨基酸的含量都十分丰富。蛋白质是维持生命不可缺少的物质。

生的或加工的花生是维生素 B_1、维生素 B_2 的优良来源，对恢复疲劳很有帮助，而维生素E则有助于血液循环，促进末梢血流，防止老化和肢冷症。

【保健功效】

花生中含有缓解紧张综合征的B族维生素的一种，而且还含有泛酸。泛酸能够增加血糖含量，促进对抗紧张综合征的肾上腺皮质激素的产生。

花生中所含的胆碱、卵磷脂和皂苷等能够促进脂肪代谢，对脂肪肝的预防有很好的效果。

花生有止血作用。花生红衣（内皮）的止血作用比花生更是高出50倍，对多种出血性疾病都有良好的止血功效。

花生能增强记忆，抗老化，延缓脑功能衰退，滋润皮肤。

美国科学家在花生中发现了一种生物活性很强的天然多酚类物质——白藜芦醇，这种物质是肿瘤类疾病的化学预防剂，也是降低血小板聚集、预防和治疗动脉粥样硬化、心脑血管疾病的化学预防剂。

中医学认为花生还有扶正补虚、悦脾和胃、润肺化痰、滋养调气、利水消肿、止血生乳的作用。

中医学认为，花生有扶正补虚、悦脾和胃、润肺化痰、滋养调气、利水消肿、清咽止疟的作用。

花生含有丰富的脂质，对改善秋燥大有裨益，能滋润皮肤、毛发。花生能养血补血，利肺化痰，是秋季不可缺少的保健食品，是增强体质的佳品，对于身体健康过冬非常有益。

此外，常吃花生能增强记忆力，延缓脑功能衰退，还可治疗动脉硬化、高血压、冠心病等症，从而起到延缓衰老，延年益寿的作用。

注意事项

在花生的诸多吃法中以炖吃为最佳。这样既避免了营养成分的破坏，又具有不温不火、口感潮润、入口好烂、易于消化的特点，老少皆宜。

将花生连红衣一起与大枣配合食用，既可补虚，又能止血，最适用于身体虚弱的出血患者。为补血，吃花生仁不要丢弃红衣。

花生能增进血凝，促进血栓形成，故血黏度高或有血栓的人不宜食用。

发霉的花生含有黄曲霉素，这是黄曲霉菌产生的一种毒素，已被证明是一种致癌物，所以霉变的花生千万不要吃。

花生中含有很高的热量，40 ~ 50 粒花生和一顿饭的能量相当，注意不要吃得太多。花生含油脂多，消化时需要多消耗胆汁，故胆病患者不宜食用。花生炒熟或油炸后，性质热燥，不宜多食。

花生可以生吃，但生花生不卫生，不好消化，还是炒煮后熟吃为宜。

【巧吃种种】

01 老醋花生

将花生米放油锅中，用小火炸熟放容器内，加入调好的糖、醋、葱汁即可。酸甜可口，有很好的醒酒作用，可作为人们的下酒小菜。

02 凉拌三样

将煮熟的花生米和用开水烫熟的芹菜丁、胡萝卜丁放入容器内，加入适量调料即可。该菜肴清爽可口，营养丰富。

03 花生赤豆粥

赤豆 200 克，花生米 100 克，粳米 100 克，白糖。将洗净的赤豆、花生米、米放入沸水锅中，煮沸后，用小火再煮 45 分钟，各物熟透时，用糖调味即成。此粥有润肺、健脾、和胃、降胆固醇、润肤、强志等功效。

04 牛奶花生糊

花生酱 30 克，牛奶 1 瓶，面粉 100 克，白糖少许。将面粉炒熟，备用。将牛奶入锅，加白糖煮沸倒出。花生酱放入杯内，先倒入少许牛奶，将花生酱搅开，再缓慢地将牛奶注入花生酱中，边倒边搅匀，直至牛奶加完。然后放入炒熟的面粉调匀，置冰箱冷藏室内冰凉即成，可做零食加餐用。含有丰富的营养成分，具有悦脾和胃、润肺化痰的功效。适于体虚、乏力、食欲缺乏、消化不良、咳嗽痰喘、心烦口渴、咽干舌燥、泻痢等病症患者食用。

选购及保存

花生是果仁类的食品，有坚硬的表皮，据说这样可以防止果仁氧化。所以，购买连皮的花生能够保证果仁新鲜。选择时，应该选择表皮干燥、完整的。如果吃剩下了，可以把花生和干燥剂一同放入密封罐中，放在阴凉处保存，尽早食用完。

带壳的花生储藏在阴凉、干燥、通风处。去壳的花生储藏在温度 0 ~ 2℃的冰箱内，以避免虫咬和酸败。

附：花生油

花生油具有独特的香味，是中国人日常生活中的一种主要食用油。花生油中不含胆固醇，含有较为全面的微量元素和丰富的维生素 E。花生油中含有甾醇、麦胚酚、磷脂、维生素 E、胆碱等对人体有益的物质。

经常食用花生油，可以防止皮肤皲裂老化，延缓脑功能衰退，保护血管壁，防止血栓形成，预防动脉硬化和冠心病。花生油含锌量是色拉油的37倍，是玉米油的32.6倍。虽然补锌的途径很多，但油脂是人们日常必需的食物，所以花生油特别适合大众补锌。

营养学家还在花生油中发现3种有益于心脑血管的保健成分:白藜芦醇、单不饱和脂肪酸和 β －谷固醇。这几种物质可以预防肿瘤类疾病、降低血小板聚集、防治动脉硬化及心脑血管疾病。

花生油中含有大量脂肪，食用过多对心脑血管还是会有一定的负面影响的，而且容易发胖。

新鲜花生榨出来的花生油色泽自然，金黄明亮，闻起来具有花生油的天然浓郁香味。用霉烂或过了夏天的花生仁榨出来的花生油色泽深暗，无光泽，闻起来苦，吃起来涩，入口回味清淡，有卡喉的感觉。

好的花生油出现油烟的温度高，而且随着温度升高，其色泽基本没有变化，高温后的口感依然香滑深厚。如果在低温时都已经狼烟大冒，香味很快散发尽，肯定不算是好的花生油。

花生油宜在常温、干燥、通风、避光的条件下密封保存，开封后最好尽早用完。

41 核桃

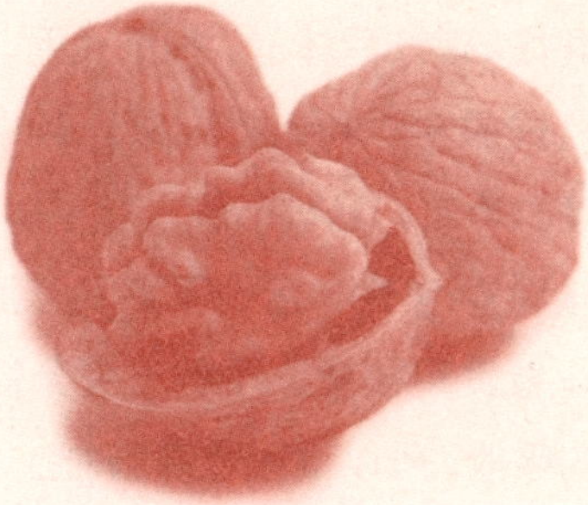

核桃又称胡桃，是胡桃科、胡桃属的坚果，与扁桃、腰果、榛子并称为世界著名的“四大干果”，核桃既可以生食、炒食，也可以榨油，配制糕点、糖果等，不仅味美，营养价值也很高，被誉为“万岁子”“长寿果”。在西欧各国，它又是圣诞节等一些传统节日的食品。核桃卓越的健脑效果和丰富的营养价值，已经为越来越多的人所推崇。

【营养价值】

核桃含有蛋白质、不饱和脂肪酸、维生素 B_1、维生素 B_2、维生素 C、维生素 E、钙、磷、铁、锌、镁、磷脂、赖氨酸等。

成熟的干核桃含水量很低（为 3% ~ 4%），糖类含量仅为谷物和豆科的 1/4 ~ 1/3，因此可用作低糖类膳食成分。

核桃含 60% 的脂肪，所以它热量很高。

【保健功效】

我国中医十分重视核桃的防病健身功效，认为核桃有补肾固精，温肺止咳，益气养血，补脑益智，润肠通便，润燥化痰，补肝乌发的作用。对于肾亏腰痛，肺虚久咳，慢性支气管炎，哮喘，头发早白，贫血，肺气肿，肺源性心脏病，小便频数，阳痿，遗精，头昏眼花，病产后体虚，神经衰弱，营养不良和记忆力减退等症，均有良好的预防和治疗效果。其中核桃的乌须发、润血脉和令人肥健的功效，已被一般人所了解。

核桃中含有丰富的不饱和脂肪酸（亚油酸、亚麻酸等），经常适量食用核桃，不但不会升高胆固醇，还能减少肠道对胆固醇的吸收，所以很适合高脂血症、高血压病和冠心病患者食用。还有很好的健脑功效。

核桃含大量脂肪，所以能润肠、治疗大便秘结，并可使消瘦的人增重。

核桃仁中的脂肪酸主要是亚油酸，是人体的必需脂肪酸，是人体理想的肌肤美容剂。核桃中含有的铜，在酶活性、头发生长和色素沉着、结缔组织发育和血细胞形成中起着重要作用，经常食用有润肌肤、乌发的作用。

传统医学认为，核桃有补肾固精、温肺定喘之功效，对肾虚、尿频、咳嗽等症有很好的疗效。

冬吃核桃好。核桃润肺化痰，可以缓解因天气寒燥而引起的痰多咳嗽。核桃含脂肪多可以润肤、养血，有利美容。

《本草纲目》中记述“核桃有补气养血，润燥化痰，益命门，处三焦，温肺润肠，治虚寒喘咳，腰脚重疼，心腹疝痛，血痢肠风”等功效。

核桃仁可单独生吃，也可以炒熟吃；核桃仁可用于烘烤食品、乳制品、糖果、色拉、甜点心、鸡肉馅、肉什锦、谷物和蔬菜制作。

注意事项

核桃仁脂质量高，多食易生痰，令人恶心、吐水、吐食。

大便溏泻者、阴虚火旺者、吐血者、出鼻血者都不宜吃核桃。核桃仁有较多的脂肪，会影响消化。

有的人吃核桃仁喜欢将核桃仁表面的褐色薄皮剥掉，这样会损失掉一部分营养，所以不要剥掉这层薄皮。

【巧吃种种】

01 桃仁姜粥

核桃仁用开水浸泡后切成碎粒。米（大米或小米）淘洗干净，姜切片。锅中放米、生姜片、核桃仁，加水两大碗，烧至米烂汤稠。放盐适量，调味即成。该粥营养丰富，尤适宜老年人多食，防治大脑老化。

02 山楂核桃仁汤

取鲜山楂50克、核桃仁150克、白糖25克，加水稍煮，代茶频饮，并吃山楂、核桃仁。该汤有滋补、通便之功效，可防治口干燥渴及便秘。

03 冰糖核桃

核桃仁250克，冰糖250克，香油150克。以香油炸酥核桃仁，与冰糖共研为糊状，即可。治疗尿路结石、小便不利。

04 核桃仁豌豆泥

核桃仁150克，鲜豌豆750克，藕粉、白糖、花生油各适量。豌豆加清水烧至熟烂，倒入盆内，去皮渣，擦成细泥；锅放火上，加入花生油烧热，投入核桃仁，炸至酥透后，捞出沥油，待凉后剁成细末；锅置火上，加适量清水烧开，再加入豌豆泥、白糖、搅匀，煮沸，用藕粉、水勾稀芡，盛入碗内，撒上核桃仁细末即成。适用于脾胃虚弱，肾虚腰痛患者服食，健康者亦可常食。

选购及保存

带壳的核桃要选择无裂缝、色斑和空洞的。果仁疲软、有弹性、色深或干枯的是不新鲜的。核桃以个大圆整、有重量，果身干燥，色泽白净为质优。发霉的果仁不宜食用。

核桃带皮比较好保存，但时间过长会生虫子，最好不过夏天。为了延长果仁的保质期，比较好的保存方法是用密闭容器包装后，放在冰箱内冷藏。

42 莲子

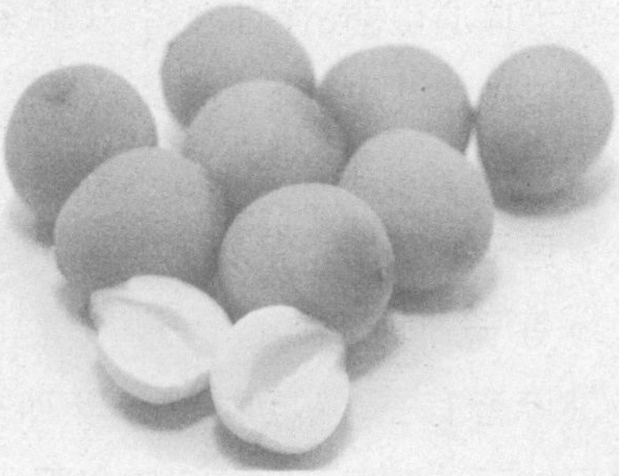

莲子，又名藕实、莲蓬子、莲实，性平，味甘涩，是睡莲科植物莲藕的子实或种仁，主产于南方各省、区，全国大部分地区均有栽培。

【营养价值】

莲子的营养成分特点是含钙、磷、钾特别高，每100克干莲子中含钙高达89毫克，还含有蛋白质、脂肪、糖类、铁等。所含氧化黄心树宁碱有抑制鼻咽癌的作用；所含β－谷甾醇有镇静、强心和抗衰老的作用。

【保健功效】

现代医学研究证实，莲子中含钙量丰富，除可以构成骨骼和牙齿的成分外，还有促进凝血，使某些酶活化，维持神经传导性，镇静神经，维持肌肉的伸缩性和心博的节律等作用。莲子中大量含有的磷，除了构成骨骼和牙齿的成分外，还是细胞核蛋白的主要组成部分，磷能帮助机体进行蛋白质、脂肪、糖类代谢并维持大量的钾元素，对于维持肌肉的兴奋性和心博的规律性等也有重要作用，利于稳定血压。

中医学认为，莲子有益心，补肾，健脾，止泻，固精和安神之效。磨粉做糕或与粳米同煮，食用后可轻身益气，令人强健。适宜于体质虚弱、慢性腹泻、失眠多梦、遗精滑精、女性月经过多、白带过多、淋浊带下、食欲缺乏以及癌症病人放化疗前后食用。

莲子营养丰富全面，又好保存，一年四季可以食用，当然，秋季莲子收获后，营养更丰富，吃之当时。

莲子补钙、益心、补肾、健脾、止泻、固精、安神，对身心健康皆有益，故可作为一年四季保健食品。可以作零食吃，也可做菜、煮粥，怎么吃都合适。健康人、患者都可适当食用。

注意事项

莲子一定要先用热水泡一阵再烹调，否则硬硬的不好吃，还会延长烹调时间。火锅内适当加入莲子，有助于均衡营养。消化不良与大便干燥者不宜多食。

变黄发霉的莲子不要食用。

【巧吃种种】

01 莲子散

老莲子去心研末，用汤调食。用于久痢不止。

02 莲子粉粥

莲子去皮、心，研粉，用粳米煮粥食，用于健脾胃、滑精泄痢。气虚者用白莲，气血两虚者用红莲。

03 莲肉糕

莲子、粳米各炒后研末，茯苓研末，砂糖调和，米汤调食。用于病后胃弱，不消水谷。

04 莲子银耳汤

莲子200克，银耳适量，白糖250克，糖桂花汁，食碱各少许。沸水中加食碱，放入莲子，搅洗去皮，再以清水漂洗莲子至碱味尽去，捅去莲心，然后将莲子入开水中烫一下。银耳温水浸泡，涨发后洗净切成瓣。莲子放入碗中，加清水上笼蒸熟，取出去原汁；将锅放火上，倒入适量清水，加白糖、桂花汁，煮沸投入银耳稍烫，捞出，放在碗内，再倒入莲子，浇上锅内的桂花糖汁即成。具有补肺健脾，养心益肾的功效。适用于年老体弱，失眠多梦，咳喘无力，心神不安等病症。

05 莲肉膏

粳米、莲肉各150克，茯苓60克，白砂糖适量。粳米淘洗干净，晾干后，置锅内炒至微黄，取出研作米粉；莲肉炒熟，和伏苓共研作细末，与粳米粉拌匀，调入白糖，食用时以开水调成糊状即可。此膏具有健脾益胃，养神和中的功效，是很好的延年益寿、健美养颜食品。

选购及保存

莲子秋季成熟，分散于一个圆形的莲蓬壳内，大小如弹子，青色或青褐色。在购买鲜莲子时，要注意莲蓬壳内饱满莲子的个数是多少，掰开察看，一般都有相当数量的瘪果，以粒大、饱满、圆润、种仁洁白者为优。在购买干莲子仁时，要注意是否有霉变发黄的迹象，以洁白、干燥者为优。

莲子应保存在阴凉干燥处。如果莲子受潮生虫，应立即晒干或用火焙干，等热气散尽凉透后再收藏。

43 松子

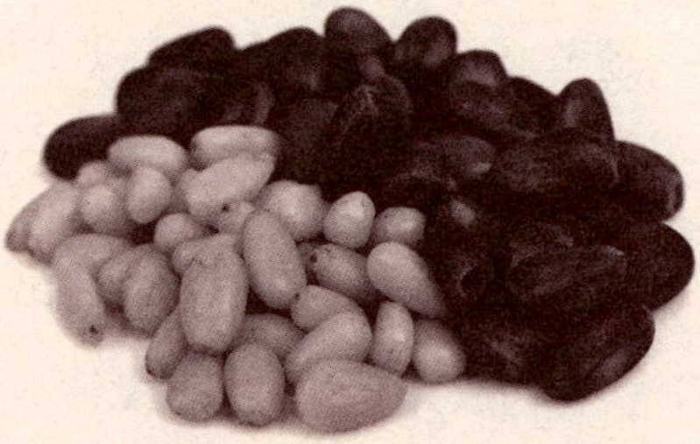

松子，又叫海松子、松子仁和新罗松子等，是红松树所结的种子，性温味甘，主产于我国辽东和云南。松子状如米粒。大者如小栗子，呈三角棱形，自古以来就是我国人民所喜爱的小食品，对老人最有益，被称为坚果中的仙品。

我国产量高，质量好的是东北大松子。那里的松树多，松子大，含油质丰富，味美香，口感脆酥，越吃越香，使人不知不觉地吃过了量，故应有所控制。

【营养价值】

干松子仁含蛋白质、脂肪、膳食纤维、糖类、维生素A原(胡萝卜素)、维生素B_1、维生素B_2、烟酸、维生素E、钙、磷、铁、钾、钠、镁、锰、锌、硒。其所含脂肪中的大部分为油酸、亚麻油酸等不饱和脂肪酸，对人体有益而无害，特别对预防心血管疾病有良好的作用。

【保健功效】

中医学认为，松子仁有补气充饥，养液息风，润肺滑，泽肌肤，止咳嗽，调五脏，去头眩，强身健脑的功能，最适宜于老年人以及体弱多病、体质虚亏、大便干结、痹气不足和久咳无痰（慢性支气管炎）之人食用。

常食松子可延年益寿，有很多古书都有记载。

《海药本草》："主诸风，温肠胃，久服轻身延年不老。"

《日华子本草》："逐风痹寒气、虚羸少气，补不足，润皮肤，肥五脏。"

《开宝本草》："主骨节间风、头眩，去死肌，润五脏。"

《玉楸药解》："润肺止咳，滑肠通便，开关逐痹，泽肤荣毛。"

《本经逢原》："甘润益肺，清心止嗽润肠，兼柏仁、麻仁之功温中益阴之效，心肺燥痰、干咳之良药也。"

松子仁冬季收获，大量上市。正是冬季人们在家躲寒消遣零食。从滋阴养液、润燥滑肠、养颜美肤、润肺止咳上都对机体有明显的保健作用。

特别应提出的是，松子的脂肪以油酸、亚油酸、亚麻油酸为多，对健脑有益，还可预防心脑血管疾病，更是小儿和中老年人宜吃之物。

注意事项

松子不好剥开，需要加热炒后，会张开小嘴，便于剥食。经过炒熟的松子油大易润滑肠道，所以咳嗽痰多，大便溏泻者，不宜多食。此外，松子食用不可过量，过食易续发热毒。胆功能严重不良患者应慎食。

松子存放时间长了会产生油哈喇味，不宜食用。

【巧吃种种】

01 松仁鸡

鸡1只（约500克），松仁50克。将鸡按常法治净，入沸水中煮一滚取出，剥取鸡皮待用；取鸡脯肉与松仁拌和均匀，剁成泥，摊在鸡皮上，用鸡皮裹好，入热油中略炸至黄，起锅，沥去油，装碗，置火上蒸50分钟即可。具有健脾养胃，滋润健体的功效。适用于病后体虚，倦怠乏力，胃纳不佳等病症。

02 鸡油炒松仁

松仁300克，鸡油、甜酱、豆粉各适量。锅置旺火上，倒入鸡油，待油烧沸加入松仁，快速翻炒，将熟时加入甜酱、豆粉少许，炒匀后起锅，待凉即可。具有滋养机体，润燥止咳，通便等功效。适用于肺燥咳嗽，肠燥便秘，肌肤不荣，毛发枯槁等病症。

03 苏游凤髓汤

松子仁100克，胡桃仁200克，蜂蜜50毫升。将松子仁、胡桃仁去皮壳，研碎末待用；蜂蜜倾入锅中熬熟，加入松子仁末和胡桃仁末，边熬边搅拌，至浓稠起锅，待凉即可。此汤具有润燥止渴的功效，适用于肺中燥热，干咳无痰，久咳不愈等病症。

04 松仁米粉

米粉250克，松仁50克，白糖、素油各适量。松仁压碎末，米粉内加入松仁末、白糖，以水和匀，做成小饼剂；食油倒入锅内烧热，将饼剂入油锅内，煎至两面焦黄即可。适用于肝胃虚弱，食欲缺乏，病后体弱诸病症。

05 松子炖肉

猪肉 100 克，松子 30 克，调味炖食。用于虚弱羸瘦、燥咳、便秘。

选购及保存

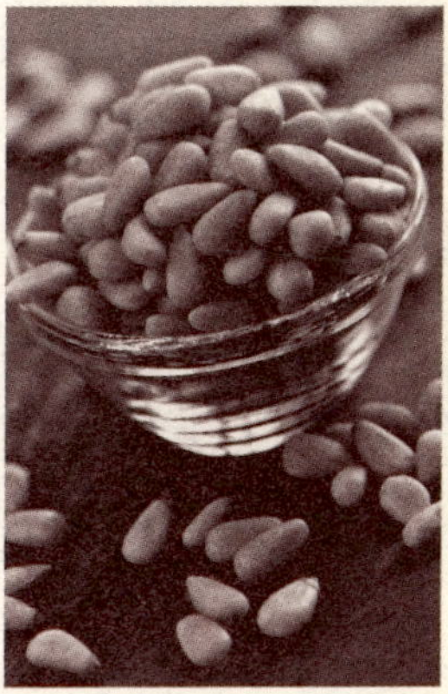

购买松子应挑选松仁饱满，个大的。可随意抓一把放在水中，成熟的会沉底，仁不饱满或无仁的会浮在水面，如果浮在水面少者可以购买。

松子好保管，但炒熟裂口者，则不可长时间保存，超过 3 天即可湿软，失去香味和口感。

44 榛子

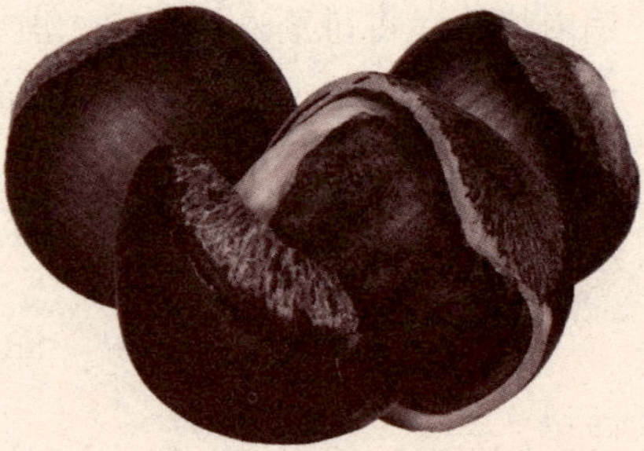

榛子，又称山板栗、尖栗、棰子等，它的果形似栗子，外壳坚硬，果仁肥白而圆，有香气，油脂含量很高，吃起来特别香美，余味绵绵，因此成为最受人们欢迎的坚果类食品，有“坚果之王”的称呼。

【营养价值】

榛子营养丰富，果仁中除蛋白质、脂肪、糖类外，还含有胡萝卜素、维生素 B_1、维生素 B_2、维生素 E 和矿物质，钙、磷、铁含量高于其他坚果。榛子还含有人体所需的 8 种氨基酸，且含量远远高过核桃。

【保健功效】

榛子本身富含油脂，使其脂溶性维生素更易为人体所吸收，对体弱、病后虚弱、易饥饿的人都有很好的补养作用。榛子还能有效地延缓衰老、防治血管硬化、润泽肌肤。

长时间操作电脑的人多吃榛子，可以保护眼睛，小孩子吃榛子则有驱虫功效。榛子里包含着抗氧化成分紫杉酚，它是红豆杉醇中的活跃成分，这种药可以治疗卵巢癌和乳腺癌以及其他一些癌症，可延长病人的生存期。

中医学认为，榛子有补脾胃、益气、明目、健行的功效，并对消渴、盗汗、夜尿频多等肺肾不足之症颇有益处。

注意事项

榛子可以打开硬壳生吃，也可先炒熟再去硬壳，这样味道更香。

榛子含有丰富的油脂，其对健脑有利，但胆功能严重不良者应慎食。榛子性滑，泄泻便溏者不可多食。健康人也不可多食，每次吃 20 颗为宜。

【巧吃种种】

01 榛子粥

榛子仁、粳米各 100 克，白糖适量。将榛子仁去杂质洗净；粳米去杂洗净；以上二物同入锅内，加适量水煮熟成粥，再加白糖调匀即可。此粥具有健脾开胃的功效，适宜体虚瘦弱、食欲缺乏等症。

02 榛子山药饮

榛子 60 克，山药 50 克，党参 12 克，陈皮 10 克。榛子去皮壳洗净；山药洗净取净肉切小块；党参、陈皮以水 500 克，文火煮 30 分钟，去渣取汁。以药汁煮榛子肉、山药块，小火熬熟。本饮具有健脾益胃，强身健体的功效，对于病后体虚，食少疲乏者有良好补益作用。

03 油炸榛仁

榛子500克，食油、白糖各适量。榛子去壳取仁；食油锅中烧滚，将榛仁倒入热油锅中，迅速翻炒至色黄质酥，用漏勺捞出沥出余油，置碗中，趁热拌入白糖即可。此品具有健脑益智的功效，有助于大脑发育，开发智力。

04 盐水榛仁

榛子500克，食盐10克。榛子去壳，保留红色内皮，以清水洗净晾干；食盐入少量温水中化开；将锅烧热，倒入榛仁快速翻炒，半熟时倒入盐水，再炒至水分收干，香酥干脆即可出锅，晾凉食用。本品具有强壮体魄，明目健脑的功效，年老、体弱者宜常食。

选购及保存

榛子个大，手掂有重量者为佳品，其子仁必然肥厚，油脂多，口味香。

榛子不宜长时间保存，时间超过1个月，就会走油，再吃味道和营养都大为减弱。炒熟的榛子最好即食，熟榛子更易走油。

45

开心果

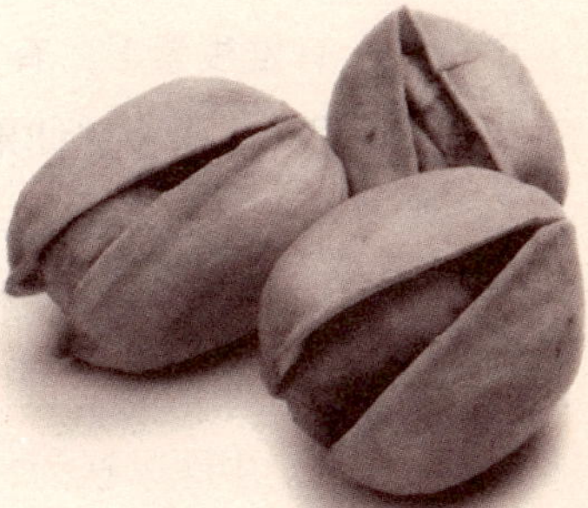

开心果又称阿月浑子、无名子，是现在人们生活中十分常见的休闲干果。我国仅在新疆等边远地区有栽培，内地城市人也常做零食吃，口感酥脆，味道香醇。

开心果高热量，所含必需脂肪酸中的多不饱和脂肪酸，是镁和磷的极好来源，而且也是蛋白质、钙、铁和B族维生素的良好来源。

开心果所含的蛋白质是一般谷类作物的两倍之多，并且所含氨基酸的种类与谷物中氨基酸的种类互补。

开心果的糖类15%～18%，含量仅为谷物和豆科的1/4～1/3，因此可用作低糖类膳食。

【保健功效】

开心果中的脂肪成分是油酸、亚油酸等不饱和脂肪酸，有很好的软化血管作用，是中老年人保护血管的理想食物。

开心果中磷、镁和锰含量丰富，对大脑和神经有补益作用，是学生和脑力劳动者的健脑佳品，对老年痴呆也有很好的预防作用。

开心果含有较多的钾，高血压患者适量食用对控制血压有益。

开心果含有维生素 E，有抗衰老的作用，能增强体质。古代波斯国国王视开心果为“仙果”。

开心果含有丰富的油脂，可以润肠通便，并有很好的润肤美容的功效，能够延缓皮肤衰老。

经常食用开心果有强身健体、提高机体抗病能力、增进性欲、增加体重等作用。中医学认为，开心果味甘、无毒、温肾暖脾、补益虚损、调中顺气，能治疗神经衰弱、浮肿、贫血、营养不良、慢性泻痢等症。

冬季天寒有风，人们的皮肤容易粗糙甚至皲裂。开心果含有丰富的油脂，不但可以润肠通便，而且还有很好的润肤作用，使皮肤白净、细嫩、光滑、红润，并能延缓皮肤衰老。

开心果，还有温肾暖脾的功效，补益虚损，调中顺气，治神经衰弱、浮肿、贫血、营养不良、慢性腹泻等症，也有利于健身美容。

注意事项

开心果有很高的热量，并且含有较多的脂肪，肥胖、高血脂的人应少吃。

购买的开心果一般不需再制作，可直接食用或作为糖果、甜点和冰激凌的成分。

每次吃开心果 50 克，开心果有很高的热量和较多的脂肪，多吃不利。

【巧吃种种】

01 开心果鸡肉色拉

开心果炒熟研碎，葡萄洗净，鸡肉洗净煮熟切条，薄荷叶、葱切碎。先将鸡肉、葡萄、半杯开心果仁、葱拌匀，再将剩下的开心果加酸乳酪、柠檬汁、薄荷叶拌匀。放入鸡肉及盐、胡椒粉搅拌，盛在垫有绿菜叶的碟里即可。

02 开心果朱古力饼

开心果果仁、白朱古力研碎，牛油、白糖溶化，放入鸡蛋、牛奶及香草香味剂搅匀，面粉加盐搅匀备用，麦片放入搅拌机略微搅碎。将面粉及麦片缓缓倒入调好的牛油料内，搅匀，加入一杯碎开心果仁及碎白朱古力。用茶匙将混合材料舀起，放在烤箱纸上（以一茶匙一块饼为准），并将剩下的开心果仁撒在饼面上作装饰，烤 8 ～ 10 分钟呈金黄色，即可取出食用。

选购及保存

在市场上常见的开心果一般都是成品，可直接食用。应选择正规厂家生产的，在保质期内的产品。开袋食用后应把外包装密封好，置阴凉干燥、通风处保存，尽早食用完毕。

注意不要购买和吃漂白的开心果。市场上有些看起来色泽特别洁白的开心果，其实是用工业双氧水浸泡过的。工业双氧水含有铅、砷等有毒物质，会强烈刺激人体的消化道，还存在致癌、致畸和引发基因突变的可能。因此，在购买开心果时，千万不要贪图其色泽的好看，应尽量选购正规渠道的、颜色接近本色的开心果。

46

南瓜子

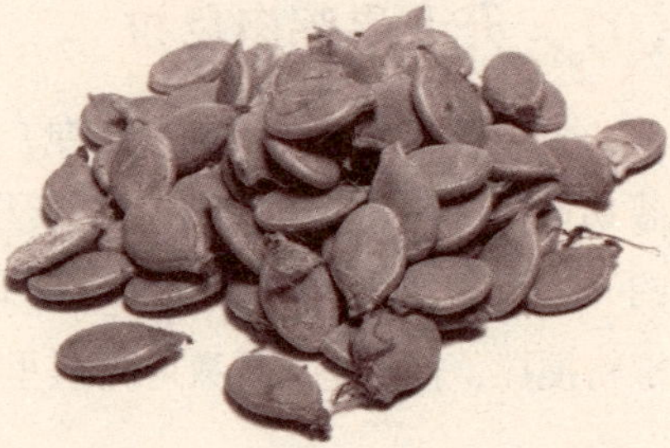

南瓜子，又名白瓜子和南瓜仁，即南瓜的种子。中医学认为它性平、味甘、无毒，可以生食和熟食。人们习惯将其作为零食吃，晚饭后坐在电视前，边看电视边嗑南瓜子，或者来了朋友边聊天边嗑南瓜子，一会儿，一盘瓜子变成了一盘瓜子皮。

【营养价值】

南瓜子的主要成分是脂肪酸、泛酸、胡萝卜素、维生素 B、镁、锌等。所含脂肪酸均为不饱和脂肪酸，对人体无害有益。作为保健食品，南瓜子可以净化血液，有利于心脏病患者的康复。

【保健功效】

中医学认为，南瓜子有很强的杀虫作用，可以被用作杀虫剂，驱除肠道内的各种寄生虫，包括蛔虫、蛲虫、钩虫等。南瓜子还适宜于血吸虫患者食用，对于产后手足浮肿和缺乳之人，糖尿病和痔病患者均有一定治疗效果。

现代医学发现，南瓜子在治疗前列腺增生中有特殊作用，因为它所含有的不饱和脂肪酸能使增生的前列腺恢复正常，特别在疾病发生的早期更是如此。南瓜子中所含有的特殊的泛酸物质，可以缓解静止性心绞痛，并且有降血压作用。南瓜子还可防止神经性脱发，食用 2 周即可使新发长出并开始变黑。

注意事项

一般炒食，偶尔也可生食。

每次 50 克，过多食用南瓜子会导致头晕。胃热患者要少吃，否则会感到脘腹胀闷。生活在卫生条件较差地区的人，常吃南瓜子可以驱虫。男性适宜食用。

用南瓜子驱虫，可将去壳的南瓜子仁 120 克，烘干研末，每早空腹时服用，连服 3 ~ 4 天。

用南瓜子催乳，可将 120 克南瓜子烘干研末，红糖水冲服。

糖尿病患者可经常将煮熟的南瓜或南瓜子粉冲服。

支气管哮喘或老年慢性支气管炎患者，可随意经常嚼食南瓜子，并以大枣、红糖配料，加鲜南瓜煮食。

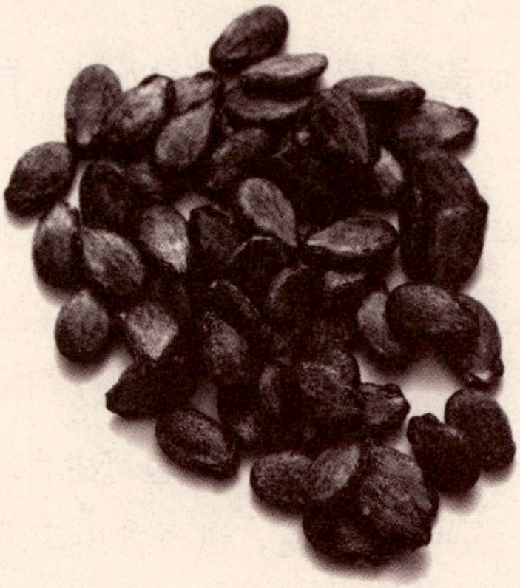

47 西瓜子

西瓜子是人们吃西瓜的子实。西瓜子是深受人们欢迎的休闲食品之一，是日常零食的代表。西瓜子生熟皆可食用，但多用来加工炒制成五香瓜子、盐瓜子、甜瓜子、酱油瓜子、奶油瓜子、酸梅瓜子和多味瓜子等。

【营养功效】

西瓜子主要含有油脂和不饱和脂肪酸。

西瓜子有清肺化痰的作用，对咳嗽痰多和咯血等症有辅助效果。西瓜子富含油脂，有润肠、健胃的作用，能够通便，没有食欲或便秘时不妨使用一些西瓜子。西瓜子含有不饱和脂肪酸，有助于预防动脉硬化、降低血压，因此高血压患者可以常食。西瓜子还有止血的功能。

肺结核咯血和大便下血者，可用西瓜子 50 克（生瓜子），连壳捣碎，水煎后去渣，加冰糖内服。如加红糖服用，则对吐血、咯血和肠风下血等有显著疗效。

注意事项

西瓜子几乎适宜于一切人食用，但因果子壳坚硬，嗑的太多对牙齿不利，另外咸瓜子多食会伤肾。长时间不住嘴地嗑瓜子会伤津液，导致口干舌燥，甚至口舌磨破。

嗑瓜子时最好泡上一杯绿茶，吃吃瓜子，喝上一两口茶水，不仅不损津液，而且有利于对蛋白质的吸收。晚上嗑完瓜子后，要注意及时漱口或刷牙，以防瓜子仁的碎屑残存在牙齿缝中腐蚀牙齿。

不要多吃西瓜子，每次 50 克。尽量不要给婴幼儿吃，以免掉进气管发生危险。

48 葵花子

（附葵花子油）

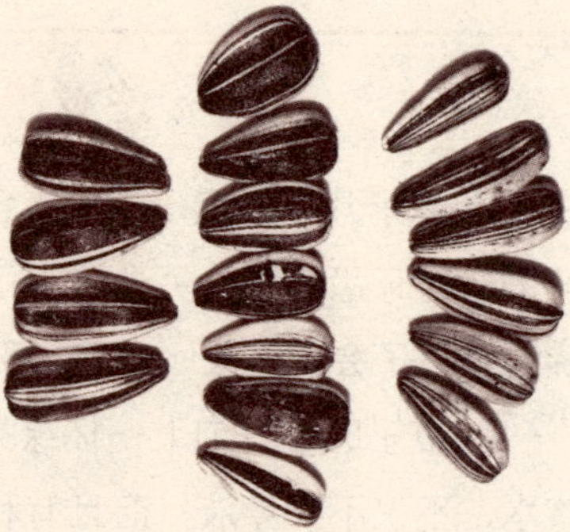

葵花子，又名向日葵子、朝阳花子、望日葵子和天葵子等，是一年生草本植物向日葵的种子。葵花子性平，味甘，可生食，亦可熟食。葵花子的品种多种多样，有麻色、麻黑色、麻白色和紫色之分，颗粒的形状也不尽相同，一般以饱满、无杂质，无霉变，当年产的新鲜货为优；熟葵花子要防止炒得太老和回潮。

葵花子人们习惯作为零食吃，可以作为制作糕点的原料，由于葵花子含有大量的油脂，所以是重要的榨油原料，是近几年营养学界推崇的高档健康油脂。

【营养价值】

葵花子含有脂肪、胡萝卜素、亚油酸等，并含有蛋白质、糖、多种维生素以及铁、锌、钾、镁等微量元素。

葵花子含脂肪可达50%左右，其中主要为不饱和脂肪酸，而且不含胆固醇。

【保健功效】

葵花子的效能是补虚损，降血脂和抗癌，适宜于高血压病、冠心病、高脂血症、动脉硬化病和癌症患者食用。葵花子的亚油酸高达 70%。有助于降低人体的血液胆固醇水平，有益于保护心血管健康。

葵花子可以防止贫血，还具有治疗失眠、增强记忆力的作用，对神经衰弱有一定的预防功效。

葵花子维生素 E 的含量特别丰富，每天吃一把葵花子，就能满足人体一天所需的维生素 E。后者对安定情绪、防止细胞衰老、预防成人疾病都有好处。

葵花子可治泻痢、脓包疮等疾病，可以调节人体新陈代谢、保持血压稳定。

注意事项

由于葵花子和葵花子油含有较多的蛋白质和脂肪，如每天摄入量超过 60 克，即可转化为脂肪和糖类储存于体内，致使体重增加，身体发胖。所以，一切爱美的姑娘和小伙子偏食葵花子当零食，要防身体发胖。建议每次吃 40 克即可。

心脏病患者，除了使用葵花子油外，还可将葵花子磨成粉，与酸奶一起食用。

治疗高血压病，可生吃葵花子，每日 50 ~ 100 克。治疗蛲虫病，也可生食葵花子 3 天，每天 100 克左右。治疗头晕，可用葵花子与母鸡炖汤吃，此法可以治疗雪痢。

吃葵花子尽量用手剥壳，或使用剥壳器，以免经常用牙齿嗑瓜子儿损伤牙釉质。经常用嘴剥果壳，容易使舌头和口角糜烂，还会在吐壳时将大量津液带走，使味觉迟钝。

附：葵花子油

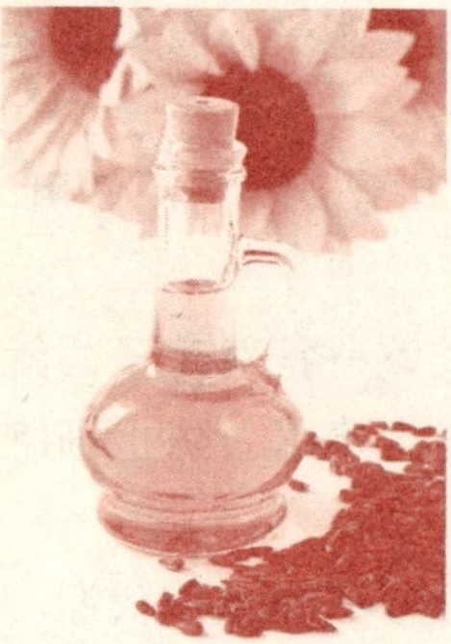

葵花子含油脂高达 50% 左右，而葵花子油除了是不饱和脂肪酸的载体外，还有大量的胡萝卜素可转化为维生素 A，加上含有的丰富的维生素 E 和微量元素硒等成分，有很强的抗癌性。葵花子油中的植物胆固醇和磷脂，能够抑制人体内胆固醇的合成，防止血浆中胆固醇过多，有利于控制动脉粥样硬化的形成。